AF193387

Las 101 preguntas de oro sobre el colesterol

Las 101 preguntas de oro sobre el colesterol

José Vicente Mestre Morales

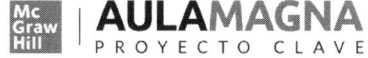

Las 101 preguntas de oro sobre el colesterol

Primera edición: 2024

ISBN: 9788419786227
ISBN eBook: 9788419786609
Depósito legal: SE 1576-2023

© de los textos:
   José Vicente Mestre Morales

© de esta edición:
   Editorial Aula Magna, 2024. McGraw-Hill Interamericana de España S.L.
   editorialaulamagna.com
   info@editorialaulamagna.com

Impreso en España – Printed in Spain

Índice

Introducción

De entrada, puedo entender que tengas cierta desconfianza a la hora de creer en todo aquello que en este libro pretendo transmitirte. Solo te importa tu colesterol. Te advierto que este libro supone un contrato moral y tácito que yo, también como lector, firmo contigo.

Supones un gran respeto para mí. Si lees este libro es porque has tomado la determinación de vivir una vida más sana, por tu sincera elección. Por esto recibe mi aplauso.

Años atrás pensé en escribir un libro y siempre por una u otra razón lo iba posponiendo. El quehacer cotidiano me lo impedía, hasta que acudí a la presentación de un libro documento, de alto impacto en el espíritu musical de mi tierra, hecho por un carpintero ebanista, familiar mío. En ese tiempo, otro miembro de mi familia edita su segunda novela de ficción. Ambos acontecimientos me sirvieron de revulsivo para tomar la decisión de plasmar por escrito todos mis conocimientos relativos al tema que se configura en este libro. Se había instalado un objetivo en mi cabeza: ese punto de inflexión que necesitaba y que en ciertos momentos de la vida resulta sumamente útil. De forma paulatina y prácticamente inapreciable se originó el punto de partida. Es preciso sembrar en un campo bien arado. Tal vez por la arrogancia, tal vez por la experiencia, dentro de mi meta vital —la mejora de la salud de las personas— llegó el momento de iniciar la ardua tarea de escribir todo aquello que de palabra transmito a los pacientes; todo aquello que aplico en mi rutina diaria y que forma la parte más fundamental del modo cotidiano que conforma mi existencia.

Me propuse agrupar lo mejor que podía ofrecerte en unos mapas conceptuales, los cuales, estaba sinceramente convencido —una vez desarrollada la tormenta de ideas— de que te ayudaría a cambiar tu salud y tu vida. No es habitual que un libro se estructure en preguntas correlativas. Lo pertinente sería plasmarlo mediante capítulos. No obstante, la base y ejecución del trabajo se debía escribir de forma sencilla, que no elemental, para su compresión. Y se hace la luz. No era un proyecto fácil. Pensado y hecho. Contestaré por escrito los cientos de preguntas, historias y comentarios que en la clínica médica se responden y, sobre todo, se explican de manera sencilla para que el enfermo salga con las dudas esclarecidas. Así surge la semilla que se siembra en mi cerebro, a la espera segura que produzca su fruto en la conducta del lector. La chispa se había encendido.

Decidí escribir las preguntas que me pasaran por la cabeza, recordando mi quehacer clínico cotidiano. Dejaría fluir las ideas, cuestiones y respuestas. Me enfrascaría en la ardua tarea de anotarlas por escrito, con la idea clara de componer adecuadamente todas las preguntas y respuestas del libro que ahora tienes en tus manos. Recopilaría ideas, historias, datos, lectura de informes, sin forzar, pero meticulosamente. Luego vino lo difícil: ser esclavo de una hoja en blanco. Hablar en consulta es fácil, pues con la experiencia adquirida de tantos años de profesión se consigue un don especial: la palabra fluye sin ninguna dificultad. Escribir es lo difícil. Sin embargo, el día a día contestando a las preguntas que el paciente formula produce la auténtica magia de la respuesta. Aunque no publicara mi escrito, se estaba gestando el embarazo de un libro. Si bien, inicialmente, la idea de autopublicación surge en mi cabeza, como la de los familiares anteriormente mencionados, se produce un cruce en varias direcciones y opto por dejarme llevar por el director de un curso mentorizado, donde pudiera poner en práctica toda esa tormenta de ideas que aludo en el párrafo anterior.

Este libro está enfocado en contestar a todas aquellas preguntas formuladas en clínica diaria sobre el colesterol, cómo funciona en el cuerpo y cómo mantenerlo en niveles óptimos en distintas edades y situaciones. La diferencia con otros libros es que puedes buscar la pregunta de tu interés, saltando cualquier correlato y prescindiendo del resto de estas.

A bordo leerás diferentes orientaciones y factores que pueden afectar al nivel de colesterol, cómo prevenir y controlar el exceso, todo ello a través de cambios en la alimentación, hábitos, ejercicios sencillos y, en algunos casos, complementado con productos naturales y farmacológicos.

El trabajo de un médico de a pie, además de asistir a pacientes, «consiste en la lectura recurrente y el aprendizaje diario».

Como profesional, con más de cuarenta años de experiencia, puedo ayudarte a ti y a muchísimas personas a modificar, favorablemente, tus cifras de colesterol, tu sistema de comidas y transformar tus hábitos y pautas de conducta en pro de una salud mejorable con el rigor y la profesionalidad que mereces. Me puedo permitir, de cara a ti, hacer un gran trabajo, ayudarte a transformarte. No hay ningún obstáculo para que yo sea ese especialista competente que te guíe en este camino tan imprescindible.

Con este libro vas a activar cambios y modificar la mentalidad, con la finalidad de obtener resultados que mejoren e incluso salven tu vida situándola en un nivel superior.

Por todo lo anterior me considero, sin duda alguna, suficientemente capacitado para indicarte de una forma sencilla y comprensible el camino correcto que debes escoger.

Mi propósito vital, como te mencioné anteriormente, es mejorar la salud de las personas y, en ese sentido, siendo congruente conmigo mismo, te ofrezco la posibilidad de una mejora extraordinaria en salud a corto y largo plazo. Quiero darte la luz —que a muchos les falta, posiblemente por desinformación— para que veas con nitidez. Como esa semilla que se siembra y se desarrolla, paulatinamente, mientras tiene lugar su gestación evolutiva. Sácale partido.

Como dijo un sabio: «La ignorancia no es falta de inteligencia, es falta de saber hacer». Quiero poner en tu cerebro las ideas necesarias y suficientes para modificar tus hábitos con la finalidad de mantener controlado el colesterol.

Imagínate con mejor salud.

Ganar salud se logra a base de disciplina, de constancia y de una conducta perseverante, en su mayoría, un 80 %. El 20 % restante se consigue con el aprendizaje y con una buena preparación mental. Estas páginas buscan que amplíes conocimientos, que conozcas verdades sencillas, elementales sobre el colesterol y que las apliques para que disfrutes de una buena salud.

Este es un libro de divulgación, de andar por casa, en el cual se aplica la ciencia de la medicina al quehacer diario y basado en los métodos derivados de mi ejercicio profesional y de una lectura y estudio minucioso de los especialistas que han investigado en profundidad el tema del colesterol. Nace como consecuencia de las reiteradas preguntas y respuestas que, como te he dicho, proceden de todas aquellas incertidumbres que surgen día a día en mi consulta —bien por ese grado de ignorancia o la falta de información que sufre el paciente—, y a las que doy la adecuada respuesta y tratamiento cuando es preciso.

No necesitas más que las dos «ces». A saber, conocimiento y confianza. El truco y trato consiste en basar tu confianza diferenciando claramente lo que es más aconsejable para ti. Sigue leyendo y así encontrarás las respuestas que necesitas. Si arraigas tu confianza y te marcas como meta el firme propósito de mejorar tu salud, a través de toda la cultura médica que se te transmite en este libro, cumplirás tu objetivo vital. Si te concentras en ello, conocimientos y confianza, obtendrás sabiduría y experiencia.

Amable lector, por adelantado te pido disculpas si por circunstancias ajenas a mi voluntad he podido cometer algún error. Solo he pretendido serte de ayuda.

Elige todos los días mejorar lo máximo que puedas tu salud y no permitas que nada se interponga en tu meta. Estoy aquí para ayudarte en cada paso del camino. En el tema que nos ocupa la información se traduce en sabiduría, educación. Es parte del poder; ser saludable, tu elección, y espero que cumplas tu objetivo.

¡Sigue aprendiendo!

¿Cómo voy a darte mi mensaje? Fácilmente. Iré contestando, una por una, la recopilación de todas aquellas preguntas sobre el colesterol que se formulan a diario en la consulta clínica, junto a algunas historias y curiosidades. Puedes consultar las que te supongan un interés máximo, y otras las puedes retomar o postergar en el momento que consideres oportuno. Hay que leer, hay que pensar y después actuar.

En todo este período de mi profesión, donde la experiencia y la práctica a través de todos los conocimientos adquiridos han sido los pilares esenciales en los que me baso, me considero suficiente y plenamente hábil para predicar lo que practico y viceversa. Quiero ayudar a transformarte, como un entrenador destacado. Esto es una parte significativa de lo que debo compartir con el mundo, de manera que el mensaje del presente libro impacte profundamente en tu salud.

Parafraseando a Juan Ramón Jiménez, este libro está escrito para que lo pueda entender mi familia, accesible al máximo posible de lectores, y evitando la terminología médica tan complicada —que a veces, más que aclarar dudas, confunde al paciente— para que todos la entiendan.

No te estreses nunca si aún no has encontrado lo que necesitas. La solución a tu problema, como guía sencilla y efectiva, está aquí. Seré tu gran amigo en la ruta y manejo de tu colesterol.

Creo sinceramente que este libro, como experiencia, manejo, entretenimiento y diversión, te será de gran utilidad en tu vida actual y futura. Tras transmitirte mi pasión sincera, paso a decirte que, tras su lectura, estarás bien preparado y equipado para una existencia fantástica, fabulosa, saludable y feliz.

José Vicente Mestre Morales.
Valencia, invierno del 2023.

Las 101 preguntas de oro sobre el colesterol

1. ¿Quién descubrió el colesterol?
2. ¿Qué nombres propios históricos hay sobre el colesterol?
3. ¿Cuál es la etimología de la palabra colesterol?
4. ¿Existen eminentes investigadores al inicio del colesterol?
5. ¿A quiénes les dieron Premios Nobel en relación con colesterol? ¿Por qué?
6. ¿Cómo es la cadena de fabricación del colesterol?
7. ¿Me muestras fotos de eminentes investigadores sobre el colesterol? Les ponemos cara.
8. ¿Cuánto tipos de colesterol existen y cómo actúan?
9. ¿Qué descubrió Virchow en las arterias?
10. ¿Existen pruebas o evidencias que relacionen LDL y arteriosclerosis?
11. ¿Has oído hablar del Estudio de los 7 países y Ancel Keys?
12. ¿Sabías que Akira Endo descubrió el hongo bloqueador?
13. ¿Protegen los genes o los medicamentos?
14. ¿Qué es la hipercolesterolemia familiar?
15. ¿Qué relación hay entre poligenes y arteriosclerosis?
16. ¿Cuánto baja el riesgo cardiovascular, si bajo mi LDL?
17. ¿El café expreso tiene colesterol?
18. ¿Cuántas nueces hay que comer para reducir el colesterol?
19. ¿Cuál es el porcentaje de población con aumento de colesterol en sangre?

76. ¿Qué hacemos con el aceite de palma?
77. ¿Es bueno el aceite de coco para el colesterol?
78. Oles, oles y oles. ¿Esteroles para los colesteroles?
79. ¿Hay nuevas guías para tratar colesterol sin estatinas?
80. Marisco y colesterol, ¿qué puedo?
81. La paella y su relación al colesterol.
82. Soy vegano, y ¿qué pasa con el colesterol?
83. ¿Cuánto colesterol fabrica el hígado al día?
84. ¿Existen piedras (cálculos) de colesterol?
85. ¿Qué pasa con la leche y sus derivados y colesterol?
86. ¿Cuándo se fabrica el colesterol en el organismo?
87. ¿Cuánto colesterol puedo comer al día?
88. ¿Cuánta yema de huevo puedo tomar por día?
89. ¿Las hamburguesas tienen colesterol, doctor?
90. ¿Qué pasa con las *pizzas*?
91. Estoy flaco y tengo mucho colesterol. ¿Por qué?
92. ¿Cómo afecta la liposucción, la cavitación, lipoescultura y la abdominoplastia a mi colesterol?
93. Mi tiroides no va bien. ¿Tiene relación con el colesterol?
94. Estoy embarazada y me ha salido colesterol, ¿qué hago?
95. Las frutas y verduras, ¿cómo van para el colesterol?
96. ¿Todos los alimentos procesados llevan colesterol?
97. ¿Qué nivel de colesterol se debe tener según la edad? (diferencias y consejos).
98. Siesta y colesterol, ¿qué hacemos?
99. Doctor, tengo cáncer. ¿Qué hago con mi colesterol?
100. ¿Qué relación tienen las vitaminas y el colesterol?
101. 1Legumbres y colesterol, ¿cómo procedemos? ¿Qué nos dice Harvard?
102. 1¿Qué vas a hacer tú para modificar tu colesterol?

1. ¿Quién descubrió el colesterol?

Fue un químico y médico, François Poulletier de la Salle, quien en 1758 obtenía un aceite de la vesícula de cadáveres. Experimentaba con bilis y aisló por primera vez cristales de colesterol. Filtró el alcohol del vino con concreciones biliares y obtuvo una gran cantidad de una sal, escamosa y cristalina. Era colesterol. Sus hallazgos, por no ser publicados, se conocieron solo a través de sus colaboradores. Fue un estudioso de la medicina, la química, la farmacia y las leyes. Historia curiosa del Siglo de las Luces, gloriosa época de avances.

2. ¿Qué nombres propios históricos hay sobre el colesterol?

Ya hemos hecho referencia a F. Poulletier de la Salle como descubridor del colesterol.

1. Michel Eugène Chevreul fue uno de los grandes de la ciencia en Francia. Lo consideraremos sabio por su aportación y conocimientos sobre lípidos, grasas, aceites y, en particular, el colesterol, así como el ácido esteárico y oleico. El ácido esteárico es una grasa presente en la leche materna, la manteca, carnes y otras grasas de animales. Su padre fue médico y él fue químico. Vivió 102 años, que, para nacer en 1786, ya son años. Michel E. Chevreul tuvo, entre otros honores, la gloria de estar inscrito como uno de los 72 científicos de la Torre Eiffel.
2. Al químico y médico alemán Adolf Windaus, que vivió 82 años, se le concedió el Nobel de Química en 1928. Descubrió cómo

podía ser la estructura molecular de colesterol y lo relacionó con los ácidos biliares. Como curiosidad, se pasaba de curso en la infancia dado que era muy inteligente.

3. Anichkov, ruso de San Petersburgo, es conocido por la investigación de la arteriosclerosis (endurecimiento arterial) y por crear un modelo experimental. Utilizaba conejos a los que daba una dieta rica en colesterol: leche, huevos, yema de huevos más proteínas de origen animal. Animó a un estudiante (Chalatov) a disolver yema de huevo en aceite de girasol para que lo diera a los conejos durante tres semanas. Demostró estrías de grasa y acúmulos de lipoides (otro tipo de sustancias grasas que no se disuelven en agua), por cuyo hecho identificó colesterol en todos los animales.

    Descubrió la importancia del colesterol en el desarrollo de la arteriosclerosis. Desde entonces, se afirmó: «No hay arteriosclerosis sin colesterol».

    No obstante, surgieron dudas sobre este modelo, pues los conejos son herbívoros y no se podía ajustar el modelo al ser humano y otros animales. Los perros eliminan eficientemente el colesterol por vía biliar.

4. teiner y Kendal (1945): bloquearon en perros la utilización celular de colesterol, lo cual daba lugar a que se incrementara este mismo en la sangre y apareciesen lesiones arterioescleróticas.

    Al inicio de siglo XX se pensaba que la arteriosclerosis era típica de la vejez. Estudios posteriores pusieron de manifiesto que el aumento de colesterol en sangre crónico en animales jóvenes tenía relación con el origen y presentación de ateromas (masa de grasa, colesterol y otras sustancias, dentro y fuera de las arterias).

5. John Gofman publicó su investigación en la revista *Science*, en 1950, donde consolidó la hipótesis del ruso Anichkov. Tomó el suero de los conejos sobrealimentados con colesterol, lo puso en una centrífuga a 40 000 revoluciones por minuto, procedimiento de ultracentrifugación revolucionario por entonces. ¿Qué sucedió?

En el suero aparece una fracción que flota en la superficie, mix de proteínas, fosfolípidos (grasas que tienen ácido fosfórico en su composición) y colesterol. Los fosfolípidos son grasas de dos capas que permiten el paso de agua y forman parte de la membrana celular. A la fracción flotante la llamó *low density lipoprotein*. Conocida como LDL.

La otra fracción, de mayor densidad, depositada en el fondo del tubo, la llamó «lipoproteína de alta densidad» o HDL. Observó que los conejos no alimentados con colesterol, la mayor parte transportado era HDL, y en los hipercolesterolémicos (con aumento), el colesterol era vehiculado por las LDL. Se acababa de descubrir el colesterol HDL y LDL. Repitió el experimento con 104 hombres, con antecedentes de arteriosclerosis y de infarto. Encontró que 101 tenían elevado el colesterol de las LDL. Confirmó, nuevamente, la hipótesis de Anichkov.

A partir de 1960, con otras técnicas, se pudo cuantificar, separar e identificar las HDL y LDL. Se descubrió, por tanto, el peligroso potencial del colesterol asociado a las LDL.

6. Laurence Kinsey fue un científico que centró gran parte de sus estudios en el colesterol. Nació en 1924 y se doctoró en la Universidad de Harvard. Estudió cómo las células absorben el colesterol de la sangre mediante un trasporte activo. Ello explicaba cómo se producía el acúmulo arterial, dando lugar a aterosclerosis. En 1980, junto con su equipo, demostró que las estatinas, un tipo de medicamento reductor de colesterol, podían reducir el riesgo de enfermedades cardíacas. Observó que la alimentación vegetal, con menor ingesta de productos animales, disminuía el colesterol LDL.

7. El Dr. Eduard H. Ahrens, en 1957, publicó un estudio demostrando que el consumo de grasas insaturadas (grasas que se encuentra en alimentos como frutos secos, semillas, aceites vegetales, pescado y algunas verduras) reducían el colesterol plasmático, el que está en la sangre. Estudios posteriores manifestaron que el consumo de insaturadas podía reducir la presión arterial y

mejorar la función cognitiva. «Tales afirmaciones siguen, actualmente, vigentes como impacto extraordinario en recomendaciones dietéticas habituales».

8. William Dock, que fue director del Departamento de Patología de la Universidad de Stanford, escribió en la revista *Circulación*, donde dignificó los trabajos de Anichkov, Gofman y Kinsey.

9. Brown y Goldstein, en 1983, descubrieron el receptor celular de las LDL y el control dentro de las células que determina los niveles de LDL en sangre, así como su relación con la aterogénesis (formación de ateromas en las paredes arteriales).

3. ¿Cuál es la etimología de la palabra colesterol?

Proviene del griego *chole*, que significa 'bilis', más *steros*, grasa, tocino, lardo, rígido y *ol*, que es alcohol.

Originalmente se refería a una sustancia endurecida o cristalizada de las piedras biliares. En su inicio se denominó *cholestérine*. (Michel Eugène Chevreul).

Este chole-esteros-ol está ampliamente distribuido en el tejido animal, yema de huevo, algunas grasas y aceites, la mielina cerebral y espinal, hígado, riñones y glándulas suprarrenales.

4. ¿Existen eminentes investigadores al inicio del colesterol?

Sí. Se destacan los siguientes:

Heinrich Otto Wieland, químico alemán, Premio Nobel de Química en 1927, que realizó estudios complejos en la composición de los ácidos biliares. La estructura molecular del colesterol fue descubierta por él.

Adolf Otto Reinhold Windaus, de origen alemán, químico y médico. Fue catedrático. Premio Nobel de Química en 1928, relacionó colesterol y ácidos biliares. Demostró que las placas duras de la aorta tenían cristales de colesterol.

George Joseph Popják, bioquímico húngaro fallecido en 1988, descubrió cómo el colesterol se fabricaba en el hígado a partir de precursores simples, el trasporte a los tejidos por las lipoproteínas de baja densidad (LDL) y la eliminación de los tejidos mediante las lipoproteínas de alta densidad (HDL). En 1985 fue nominado al Nobel, junto a Brown y Goldstein, pero no le fue concedido.

En 1964 el Nobel de Fisiología y Medicina fue compartido por Konrad Bloch y Feodor Lynen, quienes descubrieron pasos importantes en la síntesis del colesterol y, además, confirmaron que el acetato era el precursor de la misma.

En 1973 Akira Endo encontró en el cultivo de un hongo un producto que inhibe HMG-A reductasa. La HMG-A es una sustancia química o enzima que bloquea la síntesis de colesterol. Por ello recibió el premio Lasker en 2008, conocido como el Nobel estadounidense. A partir de este año, surgen impresionantes avances en el tratamiento del colesterol alto.

En 1975 se le concedió a J. W. Cornforth el Nobel de Química por el estudio del bloqueo experimental de la síntesis del colesterol (inhibiendo la HMG-A reductasa).

En 1985 le es concedido a Michael Stuart Brown y Joseph Leonard Goldstein, quienes descubrieron el receptor celular en el hígado, responsable de eliminar el colesterol de la sangre al acoplar la lipoproteína de baja densidad (cLDL).

5. ¿A quiénes les dieron Premios Nobel en relación con colesterol? ¿Por qué?

Heinrich Otto Wieland recibió el Nobel de Química en 1927 por la composición de los ácidos biliares. Estos son un tipo de grasas que permiten la absorción de otras por el organismo.

También en 1928 se le concedió el Nobel de Química a Adolf Otto Windaus por los estudios e investigación sobre esteroles y composición de ateromas, formados por cristales de colesterol. En 1913 detectó que las placas de ateroma de la aorta mostraban una concentración 20 veces mayor que una aorta normal. El colesterol desempeñaba un papel fundamental en el desarrollo de la aterosclerosis.

Aisló la vitamina D y la sintetizo de modo artificial. Ello le permitió un tratamiento nuevo para el raquitismo, causado por déficit de la citada vitamina.

A Konrad Bloch y Feodor Lynen, les fueron concedidos los premios Nobeles en Fisiología y Medicina, por sus estudios en la biosíntesis del colesterol, en 1964. K. Bloch puso de manifiesto que el colesterol es el precursor de las hormonas masculinas y femeninas. Feodor Lynen supo identificar los diferentes pasos claves en la producción de colesterol a partir de precursores simples, cómo se combinan y se regula la síntesis. Lynen identificó la HMG-CoA reductasa como una sustancia colaboradora e indispensable en la cadena química de la elaboración de colesterol.

J. W. Cornforth, químico orgánico, recibió el premio Nobel de Química en 1975 por su trabajo sobre las reacciones químicas muy selectivas, que permiten las enzimas o catalizadores, sustancias imprescindibles para una modificación. Si se bloquea o inhibe alguna de estas enzimas, la trasformación no tiene lugar.

En 1985 obtuvieron el máximo galardón Michel S. Brown y Joseph L. Goldstein por sus investigaciones sobre el metabolismo del colesterol, revolucionando cuestiones esenciales. Ambos investigadores descubrieron el receptor de LDL, que es el responsable de eliminar el colesterol en sangre. La tenaz investigación durante más de 10 años les permitió descubrir los receptores que captan el colesterol en la superficie de las células, fundamentalmente en las familias con severo aumento del colesterol (hipercolesterolemia familiar). Estas personas carecían de receptores en superficie, lo cual fue condicionante de un severo excedente de colesterol sanguíneo, que conllevó a un elevado riesgo de patologías arteriales. Ambos nacieron en 1940, trabajaban en genética, se conocieron y aunaron esfuerzos en el Departamento de Genética Molecular de la Universidad de Texas. Ambos investigadores viven en la actualidad. Como detalle adicional, se constata que ambos desarrollan su trabajo en el Centro Médico Southwestern, en la Universidad de Texas: Brown, como profesor de genética molecular y medicina; Goldstein, como profesor de medicina.

6. ¿Cómo es la cadena de fabricación del colesterol?

Para fabricar colesterol en las células, se van dando una serie de pasos químicos, todos ellos mediados por unos componentes que se denominan «enzimas», que son trabajadores exclusivos y necesarios para que la reacción química tenga lugar.

De suave pasada y por si es de tu interés, te hago un brevísimo resumen. Yo me lo aprendí hace muchos años con este acróstico (A →M→F→E→L→D→D→C).

Acetil CoA: La síntesis se inicia con Acetil CoA, que pasa a HGM CoA.

Mevalonato: HGM CoA pasa a ser Mevalonato. Este paso permite la HGM CoA reductasa, enzima trabajadora de la cadena de producción, con cuya inhibición fracasa la producción.

Farnesol: El Mevalonato pasa a Farnesol, con la ayuda de la enzima descarboxilasa.

Escualeno: El Farnesol pasa a Escualeno.

Lanosterol: Tras el paso por Escualeno, se pasa a esta denominación, siempre con las enzimas pertinentes.

Demosterol: Y evitando ser farragoso llegamos a Demosterol y Dehidro colesterol, cuyo final es Colesterol.

Dehidro colesterol: Producto previo a Colesterol.

Colesterol: Elemento final.

7. ¿Me muestras fotos de eminentes investigadores sobre el colesterol? Les ponemos cara.

(Tomadas de Wikipedia)

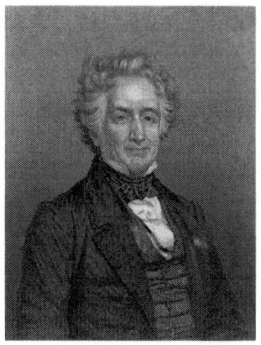

Michel Eugène Chevreul (Angers, 31 de agosto de 1786-París, 9 de abril de 1889).

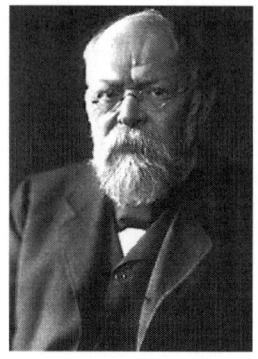

Félix Jacob Marchand (22 octubre 1846 - 4 febrero 1928).

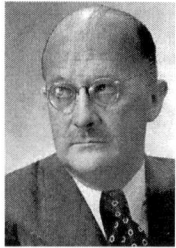

Adolf Otto Reinhold Windaus (Berlín, 25 de diciembre de 1876 - Gotinga, 9 de junio de 1959)

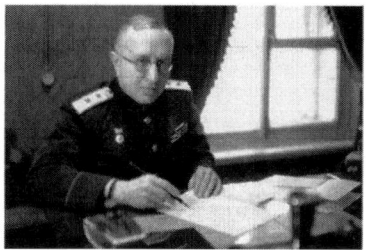

Nicolai Anichkov.

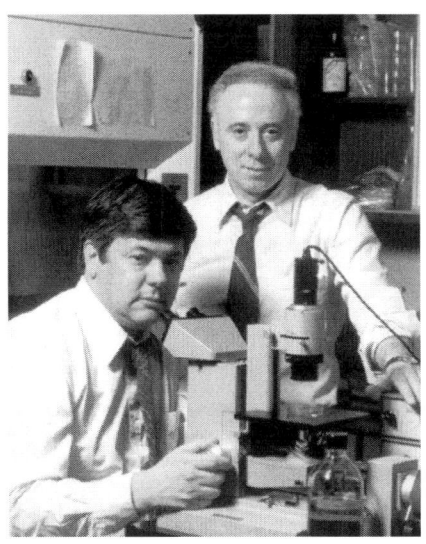

Brown y Goldstein (tomado de Elsevier)

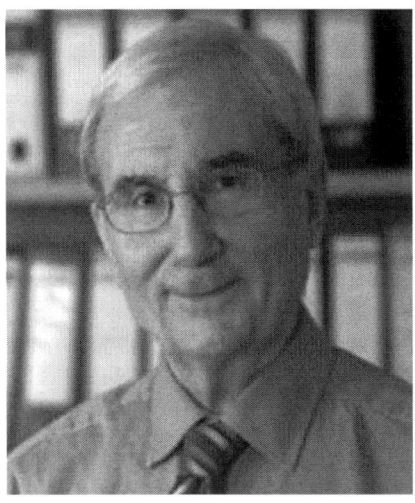

Dr. Pedro Mata, (nacido en Madrid 1947). Presidente
de la Fundación Hipercolesterolemia Familiar.
Miembro fundador de HEART EU y presidente de la
Red Iberoamericana de HF. Foto tomada de FHF.

8. ¿Cuánto tipos de colesterol existen y cómo actúan?

El colesterol es una sustancia grasa que está en todas nuestras células. Se fabrica en el hígado y se encuentra en algunos alimentos, fundamentalmente de procedencia animal. Es necesario para la vida. Permite la formación de las membranas celulares, que fabriquemos hormonas sexuales masculinas (andrógenos) y femeninas (estrógenos y progestágenos), y la vitamina D.

El estudio de una analítica de sangre nos permite ver el «colesterol total», suma de todas las fracciones de este presente en dicha prueba. El LDL (en inglés: *low density lipoprotein*), denominado comúnmente como «malo», que tiene dos fracciones, una pequeña y otra grande, se acumula en las arterias y se relaciona con la obstrucción de estas. El HDL (*high density lipoprotein*), o colesterol «bueno», ayuda a eliminar el colesterol de las arterias. El VLDL (*very low density lipoprotein*), que con el LDL los llamamos el No-HDL.

A continuación, te expongo la metáfora de «El símil de la alfombra». Permíteme que te relate el cuento, tal y como lo explico en la clínica para su mejor comprensión.

La mayoría de las sustancias que van por la sangre se deslizan como un cisne por un lago. En el caso del LDL (malo), la partícula pequeña se introduce entre las células de la cara interna de las arterias, llamado «endotelio». Como si se metieran unas bolitas debajo de la alfombra. Allí debajo acuden otras células (macrófagos) que están en sangre, que son grandes comedores, en un intento de limpieza interior. Estas células se hacen muy grandes, llenas de bolsitas, en un proceso acumulativo. Se llaman «espumosas». Y van levantado y levantando paulatinamente la alfombra, que se puede romper. El montón acumulativo por debajo de las células de endotelio se endurece, no sale a la superficie. Se ha formado el llamado «ateroma». Lo que se desliza por encima de él, lo hace con suma dificultad, y si se rompe se produce un auténtico cataclismo. En la rotura, acuden otros componentes de la sangre y forman un atasco, como una «melé» en el rugby, con las consecuencias demoledoras y catastróficas para el territorio sanguíneo que posteriormente riega la zona (cerebro, corazón).

A esto, los médicos lo denominamos «evento cardiovascular», que, por ejemplo, en las arterias coronarias solucionamos con un *stent*, 'muelle que las abre', semejante a las fibras entrelazadas de cobre que llevan los cables que conectamos a la antena de TV. En los vasos más pequeños no se pueden poner los *estents*, de ahí la importancia de mantener a raya el colesterol malo, sobre todo las partículas pequeñas.

El HDL o colesterol «bueno» limpia la alfombra en superficie, no por debajo, y aunque sus niveles sean correctos no suelen resultar suficientes, aunque sí necesarios, para limpiar la sangre.

Espero que el símil de la alfombra haya sido clarificador.

Los triglicéridos no son colesterol; sin embargo, tienen relación con las enfermedades cardíacas.

Es bueno tener bien y mucho del colesterol bueno o HDL. «Es más importante tener a raya el LDL», por las implicaciones arriba comentadas.

9. ¿Qué descubrió Virchow en las arterias?

Rudolf Virchow era un patólogo alemán. Un patólogo es un médico especializado en tomar muestras de células y tejidos, quien utiliza procedimientos para observar lo que hay en ellas mediante el microscopio.

Rudolf descubrió que el colesterol se hallaba en las paredes arteriales interiores de personas fallecidas por oclusión de los vasos. Observó que el colesterol permanecía en el engrosamiento y reducía el diámetro interno de los vasos sanguíneos. Sea causa o consecuencia, esa clase de lípidos estaba ahí.

10. ¿Existen pruebas o evidencias que relacionen LDL y arteriosclerosis?

La arteriosclerosis se define como «dureza y engrosamiento anormales de las paredes arteriales, resultado de su inflamación crónica», de la acumulación de grasas, colesterol y más sustancias dentro de las paredes arteriales. Esto se llama «placa» y produce estrechamiento de los vasos. A largo plazo bloquea el flujo sanguíneo. Si se revienta se produce un coágulo de sangre y un bloqueo súbito del paso sanguíneo.

La arteriosclerosis, con una «erre(r)», es el engrosamiento y endurecimiento del sistema arterial, que da lugar a una restricción —considerable y peligrosa— del flujo sanguíneo.

Esto se denomina «teoría lipídica de la arteriosclerosis». Data de hace más de un siglo. Hay médicos que la cuestionan o dudan de ella.

Existen múltiples evidencias, experimentos, estudios epidemiológicos y clínicos aleatorizados (azar, ni el investigador, ni participante eligen actuación) que sustentan esta afirmación. Las complicaciones de la arterosclerosis son «la primera causa de muerte en el mundo occidental». Es el asesino silencioso. Estudios genéticos mendelianos aleatorizados (uso de variaciones genéticas heredadas azarosas para estudiar cómo algunos factores pueden influir en distintos resultados de salud), como disminuir LDL colesterol, expresan de modo inequívoco el papel causal del mismo LDL en desarrollar arteriosclerosis. El estudio genético mendeliano aleatorizado permite usar variaciones genéticas como «marcadores» para investigar la relación causa-efecto, entre factores de exposición y resultado, lo que da confiabilidad y precisión. El eje central, clarificador y demostrativo, es que reduciendo el LDL se reducen las complicaciones de la arteriosclerosis.

Los estudios de aleatorización (azar) mendeliana son experimentos naturales: si un sujeto recibe un gen que condiciona un «aumento» de c-LDL, presentará una mayor frecuencia a la hora de desarrollar una enfermedad coronaria. Si hereda un gen con descenso de c-LDL mostrará una reducción de la incidencia de la enfermedad.

Estos ensayos, entre muchos, han sido estudios llevados a cabo en 7 países, que luego te contaré y analizaré. Otras investigaciones de interés son *Prospective Studies Collaboration* y *Emerging Risk Factors Collaboration*, en los que no entraré en detalles.

Otros estudios, como *Cholesterol Treatment Trialists* (CTT), aseguran que, por cada 39 mg/dl que se reduce la cifra de LDL, el riesgo relativo de evento cardiovascular «baja un 23 %» en una media de 5 años. Además, el tratamiento intensivo reduce la placa del ateroma.

Estudios que te reseño a continuación y que no entraré a analizarlos (*Lipid Research Clinics Coronary Primary Prevention Trial, Improvet IT, SHARP, FOURIER, ODYSSEYS outcomes GLAGOV*) confirman que reducir LDL (independientemente del tratamiento que lleven) se asocia a una disminución de tasas de eventos cardiovasculares. He tratado de explicarlo de la forma más suavemente posible. No obstante, la conclusión es clara y contundente: «menos LDL, menos problemas vasculares».

11. ¿Has oído hablar del Estudio de los 7 países y Ancel Keys?

El estudio de los 7 países (*SCS: SEVEN COUNTRY STUDIES*) comparó la dieta tradicional de 7 países distintos (EE. UU., Finlandia, Italia, Grecia, Países Bajos, Japón y Yugoslavia). Observó la relación entre el estilo de vida, dieta y salud. Hizo hincapié en las enfermedades coronarias, el colesterol y los accidentes cerebrovasculares.

Demostró que los griegos tenían cinco veces menos tasa de mortalidad por enfermedad cardíaca que los estadounidenses. En el método del estudio había más países, trece, para ser más exactos. Ancel Keys los redujo a siete nada más, lo que supone un sesgo, y como tal es un error metodológico.

Se publicó en 1978. El estudio *SCS* presentaba errores de método, sin embargo, tenía indicios evidentes de certeza.

De este estudio, no obstante, surgió el concepto de «dieta mediterránea», como las más sana. De hecho, la referida dieta fue declarada por la UNESCO como Patrimonio Cultural Inmaterial de la Humanidad.

Ya sabes que el «padre» de la misma fue Ancel Keys.

En un congreso de la FAO, Ancel conoció al Dr. Bergami, italiano, y ambos demostraron el bajo riesgo de la clase obrera respecto a las enfermedades cardiovasculares. Asimismo, continuaron su trabajo analizando dietas y niveles de colesterol.

Una situación similar sucedió en España, en un estudio informal, con el Dr. Jiménez Díaz. La clase trabajadora, que apenas consumía leche y carne, presentaba menos enfermedades coronarias que el lujoso barrio de Salamanca, con mayor ingesta de calorías y más alimentos cárnicos.

12. ¿Sabías que Akira Endo descubrió el hongo bloqueador?

La formación del colesterol se inicia en el hígado, similar a la cadena de montaje en una fábrica de automóviles. Tres moléculas de acetil-CoA se combinan entre sí y forman mevalonato, si bien la cadena de fabricación sigue y al final tenemos colesterol. Al inicio, y para que se produzca ese paso, hay dos trabajadores (llamados enzimas), que son HMG-CoA sintetasa y HMG-CoA reductasa. Este punto es «esencial» en la ruta regulada, en la cadena de montaje del colesterol. Si bloqueamos la segunda enzima, se interrumpe la cadena de producción.

Akira Endo nació en Japón, tenía interés por los hongos y era admirador de Fleming, que, como debes saber, descubrió la penicilina.

En Japón estudió en la facultad de Agricultura. Posteriormente se marchó a USA, al New York Institute Albert Einstein, donde investigó con otras grasas (fosfolípidos). Posteriormente regresó a Sankyo, un laboratorio en su país natal.

Akira encontró, en el cultivo de un hongo, algo similar a lo que pasó en el caso de Fleming en su descubrimiento de la penicilina. Comprobó que la presencia de una sustancia que inhibía la enzima HMG-CoA reductasa (trabajador de la cadena) impedía la formación de colesterol. Constató, por tanto, que las membranas celulares de los hongos producían esas sustancias inhibidoras. Tres extrolitos (sustancias segregadas fuera de las células) de un hongo sacado del arroz obtenido en Kioto.

Una vez hallada la sustancia la denominó «compactina». De ella surgirían los productos farmacológicos denominados «estatinas».

Arduo trabajo.

Estudió 6000 compuestos. En laboratorios Sankyo, Endo ensayó miles de microbios antes de descubrir finalmente la «mevastatina», que redujo drásticamente el colesterol LDL en los pacientes. Tras esta se logró después la lovastatina (encontrada en el hongo aspergillus). La mevastatina no se comercializó, pero sí la pravastatina.

Así nacieron los primeros compuestos que en medicina son conocidos como estatinas, bloqueadoras de la «fábrica» de colesterol.

Akira tiene múltiples galardones y reconocimientos valiosos. Nunca obtuvo beneficios financieros de su descubrimiento.

La longevidad de las personas se ha visto beneficiada, aumentada y se expandirá gracias a la terapia con estatinas. Se lo deben todo a Akira Endo.

13. ¿Protegen los genes o los medicamentos?

Personalmente estoy convencido (creencia personal) de que estarías más protegido con tus genes, medicación y estilo de vida.

Debo comentar que todos heredamos de nuestros padres una copia genética diferente.

Te voy a poner un ejemplo con el gen NPC1L1.

Aquellos que heredan una copia del gen NPC1L1 inactiva se encuentran protegidos, de algún modo, frente al colesterol malo. Este gen NPC1L1 fabrica una proteína que se encarga de absorber el colesterol alimentario. Si está inactivo no se produce la proteína que absorbe el colesterol alimentario y baja el nivel de este en sangre. Esta alteración es un tesoro de protección; una modificación natural que se presenta cada 650 personas. Los que portan este gen absorben menos colesterol. Disminuye en un 10 % el colesterol en sangre, similar al fármaco —«la ezetimiba»—, que bloquea la absorción del colesterol de la dieta.

Existen pacientes que presentan una proteína PCSK9, la cual participa en regular el colesterol orgánico, fundamentalmente en la hipercolesterolemia familiar, de origen hereditario, y por cuya circunstancia presentan elevadísimos niveles de colesterol. Conocemos un producto, denominado «inclisiran», que silencia los genes y se dirige a la proteína PCSK9, para degradarla. No producir PCSK9 permite reducir el colesterol de origen.

Actualmente los inhibidores al uso de PCSK9 son el «alirocumab» y «evolocumab».

Este fármaco apunta como un francotirador al ARN mensajero, que trasporta las instrucciones desde el ADN al lugar donde se produce colesterol. Al destruir la información se da el bloqueo y no se crea la proteína reguladora.

Como tratamiento, en un futuro, veremos más silenciadores de genes.

14. ¿Qué es la hipercolesterolemia familiar? ¿Qué relación hay entre poligenes y arteriosclerosis?

La HF o Hipercolesterolemia familiar es un trastorno genético del metabolismo, relativamente frecuente entre la población general. Hay un defecto en el cromosoma 19. Se produce una mutación, con pérdida de función del gen receptor LDL. Es decir, el cuerpo es incapaz de eliminar cLDL, que se va a depositar debajo de la primera capa de las arterias (las células endoteliales). Esta circunstancia anterior se caracteriza por la presencia de niveles muy elevados de cLDL (200-500 mg/dl). Basta con heredar un gen anormal de uno de los padres (llamado «autosómico dominante»). Produce aterosclerosis prematura y elevada tasa de mortalidad si no se trata adecuadamente.

Concurren más de 50 genes involucrados en los cambios del cLDL, a falta de otras causas que influyan en su aumento (alcohol, diabetes, déficit de función tiroidea, fallo de función renal, falta de ejercicio, alteraciones o tratamientos hormonales). Un 4 % de la población lo presenta y tiene su colesterol por encima de la población en general.

Te comento otro ejemplo. Existen mutaciones en el gen LPL, que está en brazo corto del cromosoma 8. Este gen da las órdenes para fabricar la lipoproteína lipasa (LPL), que se encuentra en la superficie de las células más internas de los vasos, llamado «endotelio». La LPL descompone los triglicéridos (otro tipo de grasas), que discurren por las arterias. Se conocen más de 100 mutaciones del gen. Influyen, por tanto, en la arteriosclerosis.

15. ¿Cuánto baja el riesgo cardiovascular, si bajo mi LDL?

Los estudios actuales ponen de manifiesto que el cLDL debe estar alrededor de 100 mg/dl en personas normales. Existe evidencia científica y numerosos estudios que demuestran que, a más colesterol malo, más riesgo de evento cardiovascular, más muertes. A menor LDL, menos riesgo. Como dicen los matemáticos, «regresión de la recta».

Hay metaanálisis (superestudios), el CTT, que muestran lo siguiente: por cada 39 mg/dl de reducción de LDL el riesgo relativo de eventos cardiovasculares baja 22-23 %, con estatinas, en 5 años. La placa dura de ateroma que se forma en las arterias se reduce o regresa, si se llega a 70 mg /dl de LDL en sangre. La reducción de la placa se puede medir con ultrasonidos, como procedimiento más sencillo.

El uso en clínica sirve como norma: por cada una de las enfermedades de riesgo cardiovascular, es decir, diabetes, hipertensión, insuficiencia de funcionamiento renal, etc., se debe bajar más de 10 puntos la cifra dada. Si hay diabetes, el LDL debe estar a 75 mg/dl. Si a su vez se presenta un fallo de la función renal, el objetivo será bajarlo más todavía. Si además existe hipertensión, habría que lograr valores incluso más reducidos. Por tanto, queda claro que el *target* u objetivo se debe marcar según las distintas patologías que cada paciente presenta.

16. ¿El café expreso tiene colesterol? Sí, por el cafestol y el kahweol, sustancias grasas del aceite que se hallan en los granos de café.

El café es saludable, pues tiene efectos beneficiosos sobre el hígado, diabetes de tipo 2, sobre el sistema nervioso, fundamentalmente en Párkinson (parálisis agitante, que se manifiesta dificultando la acción motora, temblor en miembros y otras áreas musculares del cuerpo), mejora la insuficiencia cardíaca, reduce el grado de insuficiencia renal. Los índices de cáncer son más bajos. Los que toman café viven más tiempo, ya que este prolonga la vida. La cafeína, compuesto químico presente en el café, en exceso irrita al sistema digestivo y causa gastritis y úlceras gástricas. Por tal motivo, y a pesar de su efectos beneficiosos, las personas que lo consumen, en evitación de los efectos secundarios anteriormente reseñados, deben llevar un dispendio adaptado a los problemas de salud que pudieran tener.

El café, tanto el expreso corto de máquinas como el de cafeteras, es el que más perjudica, aporta más colesterol.

El colesterol en sangre, sobre todo en hombres, se ve alterado según el método de preparación del café. El nivel de colesterol presenta repercusión si el café es filtrado con papel. El café de prensa francesa, el expreso, el hervido y el turco lo suben. El precolado, el instantáneo o con filtro de papel, repito, afecta al colesterol y se debe a su carga en cafestol. La composición del filtro de café suele ser 99% de celulosa blanqueada sin cloro que no modifica su aroma. El filtro se adapta a cada cafetera según el tamaño de esta. Con él se atrapa los compuestos químicos y se eliminan las partículas que llevan cafestol; por tanto, se reduce el colesterol.

Comentario aparte merece el harmol. El harmol es un compuesto químico presente en el café. Ofrece propiedades antioxidantes, antiinflamatorias y protectoras del sistema nervioso. Investigadores españoles publicaron en *Nature Communications (2023)* que el harmol puede ayudar a mejorar la función del músculo esquelético en el envejecimiento, a aumentar la resistencia y fuerza muscular en viejos y a proteger del daño o fragilidad con relación a la edad. El harmol, consumido en cantidades moderadas, es generalmente seguro.

17. ¿Cuántas nueces hay que comer para reducir el colesterol?

Entre 30-60 g de nueces al día en personas adultas.

Comer un puñadito de nueces al día es un sistema fácil para mejorar el aparato cardiocirculatorio. Es lo que cabe en la palma de la mano hueca.

Las nueces son el único fruto seco que contiene AAL, o ALA, llamado «ácido alfa linolénico». Medible en sangre. Es un ácido graso omega 3; un tipo de grasa que fortalece las neuronas y otras partes importantes del cuerpo, y que además de las nueces se halla presente en otros alimentos que en preguntas posteriores se especificarán. No se debe confundir con el ácido linoleico.

El linolénico es un ácido graso esencial que el cuerpo no puede fabricar, y debe aportarlo la alimentación: aceite de colza, linaza, lino y nueces.

El puñadito de nueces no va a producir un aumento significativo de peso y va a ser muy beneficioso para la salud vascular. Las nueces que puedes comer son las normales castellanas, de california, las pecanas o también las de Brasil.

18. ¿Cuál es el porcentaje de población con aumento de colesterol en sangre?

Hace más de 15 años los niveles de colesterol total, «médicamente» aceptados, eran 260 mg/dl. Los médicos admitíamos esa cifra con normalidad pasmosa. El tema en cuestión era ¿de qué se moría la gente? La primera causa era y es: mortalidad de origen cardiovascular. En el año 2000 la primera causa de muerte en el mundo occidental era cardiovascular. Y paulatinamente descendimos a 240, 220 y 200 mg/dl. Nos dimos cuenta de que nos asesinaba poco a poco, en silencio. La gran mayoría de la población desconoce que tiene este problema. Actualmente, en el mundo civilizado, estamos en tremebunda y similar situación. A continuación, te paso a comentar unas pocas cifras. En España, así como en la mayoría de países del hemisferio norte, entre el 50 y 55 % tienen niveles elevados de colesterol, como afirma la Fundación Española del Corazón. Solo un 36 % de la población lo tiene controlado. El 42 % de las muertes están relacionadas con dicha patología. Objetivo: reducir el cLDL a límites óptimos y saludables.

19. ¿Cuáles son los niveles saludables de colesterol?

Lo que tiene que saber una persona adulta mayor de 20 años: el colesterol total entre 125-200 mg/dl. El HDL (colesterol bueno) 40 mg/dl o más. El LDL (colesterol malo), menos de 100 mg/dl. Existen pequeñas diferencias para ambos sexos que sería motivo de otras puntualizaciones. Es necesario volver a leer la pregunta número 15 para refrescar otra vez los márgenes adecuados en cuanto a LDL que se consideran idóneos, dependiendo de la patología clínica que presenta el paciente, referida a la diabetes, hipertensión y afecciones renales.

Los triglicéridos, que son otra sustancia grasa en sangre, deben ser inferiores a 150 mg/dl.

20. ¿Cómo bajar colesterol con dieta?

El colesterol no es malo, es necesario para seguir vivos.

El excesivo colesterol en sangre puede aparecer pegado o soterrado en las paredes arteriales, produciendo bloqueo o estrechamiento de la luz arterial.

Para bajar el colesterol malo se debe llevar un estilo de vida saludable: dieta, ejercicio, control de peso, no tabaco y reducir el consumo de alcohol.

Mediante la dieta, evitas las grasas saturadas que aumentan el colesterol malo. Las grasas saturadas son un tipo de grasas que se encuentran en algunos alimentos, como carne roja, hígado, vísceras, yema de huevo, camarones, productos lácteos, la nata, yogur completo y el griego, quesos, pizzas, chocolate no puro, alimentos procesados, fritos y grasas trans. El jamón york, de consumo habitual, suele ser jamón de menor calidad y no se puede quitar la grasa que lleva prensada. Se llaman saturadas porque en la fórmula química los átomos de carbono van llenos por todas partes de átomos de hidrógeno, y ello les confiere la propiedad de ser sólidas a temperatura ambiente.

Las salchichas, chorizos, perritos calientes y hamburguesas suelen tener un contenido alto de grasas saturadas.

La margarina, mantequilla y otras grasas de origen animal, manteca de cerdo, mallorquina, sobrasada, beicon o tocino «no son buenas opciones». Helados que no sean de hielo. No resultan buenos los aceites de cocina que tengan más de 2 g de grasa saturada por cucharada. Cuidado con el aceite de palma, palmiste y el de coco.

Los pasteles, rosquillas y pan danés se elaboran con grasas saturadas.

Las trans son grasas y aceites hidrogenados, se encuentran en alimentos procesados, como la margarina en barra, galletitas saladas, papas, pasteles...

Limita la ingesta de colesterol a menos de 200 mg/día.

El alcohol es nocivo. No te creas el cuento de una copita de vino tinto, habitual de la dieta mediterránea. El alcohol es tóxico, daña el hígado y las células del sistema nervioso.

Lee la etiqueta nutricional de los alimentos que comes, la cual no te especifica claramente cuánto colesterol contiene, no obstante, te informa del contenido en grasa saturada, así sabrás cuánta consumes por día y podrás reducirla.

Aun evitando la ingesta de grasas saturadas, el colesterol puede subir por ingerir exceso de hidratos de carbono que no se queman. El azúcar que no se quema, se almacena. Se trasforma en «grasa» que va por la sangre o se acumula bajo la piel (mamas, abdomen, nalgas). Cuando hablamos de azúcar no solo me refiero a la cucharita de sacarosa del azúcar de mesa que ponemos para endulzar determinadas bebidas, sino también a los hidratos de carbono en general (pan blanco, pan refinado, arroz, patata, productos de trigo). Todos ellos, en elevada cantidad, se meten en la «máquina del metabolismo», y si no se queman se almacenan como triglicéridos o colesterol.

Debes cambiar de grasas saturadas, descritas en los párrafos anteriores, a las poliinsaturadas (pescado azul, frutos secos crudos, aceites) y a las monoinsaturadas (aceite de oliva, aguacate, frutos secos, semillas de chía o calabaza) que veremos en otro momento.

21. ¿Puedes aclararme el lío de las grasas saturadas, monoinsaturadas y poliinsaturadas?

Pecando de simple definición, puedo decirte que las grasas saturadas son químicamente una cadena recta muy larga de carbonos, tienen número par y sus uniones son enlaces simples con átomos de carbono o de hidrógeno.

Las insaturadas tienen dobles enlaces. Las saturadas son como los vagones de un tren que tienen un enganche. En las insaturadas aparecen dobles enganches o enlaces.

La mayoría de las grasas animales son saturadas y sólidas a temperatura ambiente. Las hemos enumerado en la pregunta 20.

Las grasas insaturadas generalmente provienen del pescado, plantas, semillas, frutos secos y aceites vegetales, salvo el de coco y de palma (estos dos tienen cerca del 95 % de grasas saturadas y un tanto por ciento mínimo de insaturadas, que los hacen del todo inadecuados para llevar un buen control del tema que nos ocupa). Las grasas insaturadas se dividen en grasas monoinsaturadas y poliinsaturadas.

La grasa monoinsaturada es líquida a temperatura ambiente y con el frío se hace dura. En general, es saludable. En su cadena química posee solo un doble enlace carbono a carbono. Para entendernos, en los vagones del tren, cuando solo hay dos unidades del mismo que tienen doble enganche, se llaman monoinsaturadas.

En el mundo de la ciencia se las llama MUFA (*mono-unsaturated-fatty-acid*). El mejor ejemplo de grasa monoinsaturada es el ácido oleico, que tiene un doble enlace en la posición 9. Se llama omega 9. El ácido oleico está en el aceite de oliva, de aguacate, de canola y de cártamo.

Las grasas poliinsaturadas poseen dos o más enlaces dobles. Siguiendo con el ejemplo del tren, varios vagones tienen dobles enganches entre sus unidades. Se las llama PUFA (*poly-unsaturated-fatty-acids*). En este grupo existen omega 6 (linoleico) y omega 3 (linolénico). Ya sabes dónde va el primer enganche doble. Son ácidos grasos esenciales. El organismo no puede sintetizarlos.

Se pueden obtener de modo especial en pescados azules, nueces y otros aceites vegetales de semillas (maíz, soja, girasol).

Dentro de las grasas poliinsaturadas o PUFA omega 3, están el EPA, el DHA y ALA o ácido alfa linolénico, que verás en los botes de alimentación infantil, cuya fuente principal son peces marinos. Alimentos que contienen omega 3 tenemos el atún, arenque, salmón, caballa, aceite de krill, algas marinas. Y procedentes de la tierra: nueces, hojas verdes, aceite de lino y linaza.

Los omega 6 (linoleico) se encuentran en aceites de semillas: girasol, maíz, soja, onagra, prímula, borrajas. También en la yema de huevo y grasa de animal alimentado con semillas.

Los omega 3 y 6 debe estar en equilibrio en la dieta. Los omega 3 reducen la inflamación, mientras que los 6, la activan. Si priman estos sobre aquellos, aparece un estado inflamatorio. La proporción omega 3 y omega 6 debe ser de 1:2 a 1:5, respectivamente.

Recuerda el dicho de la abuela: «Aceite de oliva, nueces y peces, debes comer muchas veces».

Mención aparte merece la grasa trans, que son insaturadas, que se explican en la siguiente pregunta de manera más específica.

Son un tipo de grasa única que tiene propiedades diferentes a las demás y nocivas para la salud.

22. ¿Qué son las grasas trans y dónde están?

Son grasas insaturadas, es decir, las que tiene un doble enlace o enganche, presentan el inconveniente de que el resto de la cadena posterior al doble enlace se «desvía». En términos coloquiales, quiere decir que los vagones posteriores al doble enganche se giran hacia un lado y su circulación está fuera de vía. En vez de ser recto, se flexiona lateralmente.

Las grasas trans son artificiales y se encuentran en alimentos procesados.

Estas se obtienen mediante procesos de hidrogenación de grasa animal (le añaden hidrógeno) y vegetales en la industria (ej. margarina), calentando y procesando la grasa. Así se alarga la vida útil. Si se refina o se fríe una grasa, sufre reacciones químicas y puede formar grasa trans. Las trans son perjudiciales para la salud.

Están prohibidas en varios países y otros permiten una proporción muy limitada. Su presencia en consumo alimentario en California, Argentina, Suiza, Dinamarca está prohibida o muy limitada. A nivel mundial se va a restringir progresivamente el consumo por las implicaciones importantes en salud.

Las grasas trans están en nuestra comida comercial: *snacks*, pasteles, galletas, tartas, palomitas de microondas, frituras, pollos fritos, *pizza* congelada, margarina de barra. En la pregunta 35 te amplío el listado.

Las trans aumentan las LDL y bajan las HDL, por tanto, incrementan el riesgo de enfermedad cardiovascular y algunos cánceres. Pueden retrasar el crecimiento y maduración cerebral y fabricar hormonas defectuosas.

No te olvides de leer las etiquetas nutricionales para comprobar si contienen grasas trans.

23. Té y colesterol, ¿qué pasa?

El té es muy bueno y es un secreto desconocido e ideal para reducir colesterol.

De manera general te comento que tenemos tres tipos de tés. Té verde, que contiene catequinas. El té rojo o rooibos con efecto positivo en los niveles de colesterol en sangre. Y el té negro. Las catequinas son productos beneficiosos para reducir colesterol, evitar la formación de placas duras en las arterias, frenar el deterioro neuronal y el envejecimiento.

Es conocido desde la antigüedad que los emperadores chinos tomaban té verde porque les alargaba la vida.

Parece ser que las catequinas, sustancia contenida en el té, tienen propiedades antioxidantes y limitan también la absorción del colesterol por parte del intestino.

El mejor té para el colesterol es la infusión de té negro.

Probablemente el té negro inhibe la reabsorción de ácidos biliares en el intestino delgado. La bilis lleva disuelta en su composición colesterol, entre otros elementos. La bilis se expulsa por el conducto biliar del hígado al intestino delgado y al no reabsorberse y no pasar al sistema circulatorio, «se reduce el colesterol sanguíneo».

Otra alternativa al negro es la ingesta de té verde, pues reduce el colesterol malo.

Distintos estudios sobre el té rojo chino (*pu-erh*) afirman que tiene efectos beneficiosos sobre los niveles reductivos de colesterol al añejarse el té por fermentación. Tres sustancias son responsables: la lovastatina (que frena la síntesis de colesterol por el hígado), el ácido gamma aminobutírico (GABA) y un polifenol denominado ECGC, que es una catequina. Tres tesoros bioquímicos.

El té japonés *kukicha* apenas tiene cafeína, presenta alto contenido en calcio y reduce colesterol.

24. ¿Cuál es la importancia del colesterol para la vida?

Debes desechar la idea generalizada de que el colesterol es nocivo.

El colesterol es una molécula esencial para la vida. Componente fundamental en la membrana de las células. Se precisa para sintetizar hormonas masculinas (testosterona) y femeninas (estrógenos y progesterona). Se requiere para el metabolismo de la vitamina D (la vitamina del sol y multifuncional), imprescindible para la absorción del calcio. Forma parte de los ácidos biliares. Precursor de las hormonas de las glándulas suprarrenales aldosterona y cortisol.

Está en el cerebro y los nervios.

Es fundamental para la vida.

25. ¿Cuál es el riesgo de colesterol e infarto?

Cuando las células son incapaces de absorber todo el colesterol, se puede demostrar su acumulación en las paredes arteriales.

Presentar cifras altas de colesterol supone un riesgo considerable para la salud.

Las personas con un nivel de colesterol total 240 mg/dl tienen el doble de riesgo de sufrir un infarto de miocardio comparativamente a comparándolas con aquellas en las que su nivel sea de 200 mg/dl. «Esto se puede extrapolar a un 40 % de posibilidades de padecer un ictus».

Los valores de LDL deben estar en 100 mg/dl o menos, si hay enfermedades asociadas como diabetes, hipertensión o insuficiencia renal. Cuantas más enfermedades de riesgo cardiovascular, menor deben ser las cifras de LDL, tal y como te referiré en la pregunta 96.

Se deben mantener controlados los niveles de LDL para evitar acumulación de grasa en las paredes arteriales.

Si es el caso de una hipercolesterolemia familiar, uno de cada doscientos cincuenta casos, se valora la Lp(a), si está elevada; por tanto, debe aplicarse tratamientos específicos biológicos, antiPCSK9, que veremos en otro momento.

26. ¿Qué relación hay entre las bebidas azucaradas y colesterol?

Hay evidencia científica, en estudios durante una media de 12 años, que relaciona la ingesta continuada de bebidas azucaradas con el aumento, tanto de colesterol malo como de triglicéridos. La investigación recalca que el consumo de estas bebidas aumenta el riesgo de enfermedades cardiovasculares. Es claro, por tanto, que los niveles de colesterol están mediados, no solo por el abuso de grasa, sino también por el exceso continuado de azúcares.

Se necesitan más estudios para concluir si las bebidas *diet* o jugo de frutas son alternativas.

27. ¿Has oído hablar de la paradoja francesa?

Una paradoja es un hecho contrario a la lógica.

Es comúnmente aceptado en ciencia, por la mayoría de los investigadores, que el aumento de grasas saturadas produce aumento de colesterol.

Resulta curioso y contradictorio que, en Francia, con un elevado consumo en grasas saturadas, como, por ejemplo, quesos, derivados de la leche completa y fuagrás, sus habitantes presenten menos ataques al corazón que los ingleses, finlandeses y estadounidenses.

Como los franceses beben más vino (teoría de Samuel Black) que los finlandeses y angloamericanos, lo atribuyeron al consumo de este.

Esto generó un debate científico, sin ver la luz todavía. Múltiples explicaciones apuntaban a la ingesta de vino por su contenido en polifenoles, a la ingesta de aceite de oliva y al estilo de vida activo. El aceite de oliva tiene efecto antinflamatorio. ¿Será la respuesta? ¿Serán las legumbres y hortalizas y verduras frescas? ¿Será la genética? ¿Es por compartir la mesa con familiares y amigos? Otros estudios apuntan que la teoría del metabolismo del queso sería la clave, comparado con la leche o la mantequilla, que reduciría niveles en suero de colesterol LDL.

¿Pueden ser todos en conjunto, agrupándose algunos de ellos o bien por separados?

Yo no tengo la respuesta.

28. ¿Qué es la margarina y quiénes son Michel Chevrau e Hipólito Mege Mouries?

Michel Eugène Chevrau descubrió en 1813 el ácido margárico. En aquellos tiempos era uno de los 3 ácidos que formaban las grasas animales. En 1860, Napoleón III ofreció una recompensa a quien elaborara un sustituto de la mantequilla, que perdurara en el tiempo. Surge Hipólito Mege Mouries, quien desarrolló la margarina y la patentó.

Una emulsión es la mezcla de dos líquidos que no se pueden mezclar.

La margarina es una emulsión de leche descremada y agua, en combinación con aceites animales y vegetales, sal y algunos aditivos más para lograr un sabor semejante a la mantequilla.

Se popularizó en la Segunda Guerra Mundial. Resultó ser un aporte energético apropiado, tanto para europeos como para americanos.

Inicialmente se realizaban con un proceso de hidrogenación, que daba lugar a grasas trans y que generaban problemas vasculares. En los años 90 se minimizó la cantidad de grasas trans a inferiores al 1 % o nulas en la actualidad.

29. ¿Conoces a Félix J. Marchand y su relación con la arteriosclerosis?

Félix Jacob Marchand estudió en Berlín y fue profesor de Anatomía Patológica en varias universidades.

Los anatomopatólogos son especialistas en estudiar los tejidos del cuerpo y sus alteraciones. En términos sencillos, los que informan médicamente del resultado de las biopsias.

Propuso el término de «aterosclerosis», en 1904, que procede del griego *athera*, que significa 'comida triturada en forma de masa o papilla', *scleros*, que quiere decir 'duro', y *osis*, 'degeneración, conversión o formación'.

«Arteriosclerosis» como vocablo viene a traducirse como «dureza y engrosamiento anormal de la pared arterial». Tiene causas diferentes.

La arteriosclerosis, también conocida como aterosclerosis (depósito de materia lipoide en el interior del vaso) hacen referencia al endurecimiento arterial en vasos de distinto calibre; si bien, ambos términos relacionan un proceso vascular similar.

30. ¿Quién fue Nikolay Anichkov?

Era patólogo de ascendencia rusa, sus padres eran de la nobleza. Ingresó en la Academia Militar de San Petersburgo, donde llegó a ser teniente general del Cuerpo Médico. Fue alumno del destacado patólogo Maximov y del alemán Aschoff.

Describió e identificó unas células denominadas «macrófagos» (grandes comedores), que fagocitaban (comían) esteres de colesterol, que se hacen gordas con gotas en su interior y que hoy llamamos «células espumosas».

Afirmó la teoría: «No hay arterosclerosis sin colesterol». Presentó numerosas actualizaciones en Alemania, Suecia y Japón. Dichas actualizaciones fueron realizadas entre el fin de la Primera Guerra Mundial y el inicio de la Segunda Guerra Mundial.

Creó un modelo experimental con un estudiante llamado S. Chalatov.

Anichkov realizó el siguiente experimento: comprobó que los conejos alimentados con colesterol tenían en sus arterias lesiones similares a la arteriosclerosis. Los conejos comen «verde», pero si les das colesterol presentan placas de ateroma. Evidenció, como resultado, que el depósito de grasa era una característica de sus arterias, tras la ingesta continuada de alimentos con colesterol.

Esta certeza contrastada llevó a la aceptación de la hipótesis de los lípidos por parte de la mayoría de la comunidad médica. En este sentido, existe una declaración consensuada (2017) por la Sociedad Europea de Arterosclerosis.

Debo también manifestar que, en la controversia del colesterol, hay médicos que no están de acuerdo con esta hipótesis (Mercola, Sinatra) y así lo exponen en sus publicaciones.

31. ¿Cuál es la hipótesis clásica del colesterol?

La hipótesis del colesterol (o lipídica) vincula los niveles de colesterol en sangre con la aparición de enfermedades cardiovasculares.

En resumen, dicha hipótesis afirma que los niveles altos de colesterol en sangre producen placas de ateromas en las arterias. Lo que busca son medidas para reducir las grasas en sangre, que conducirían a disminuir algunas patologías, como las enfermedades coronarias: insuficiencia cardíaca, anginas de pecho, infartos de miocardio, trastornos del ritmo cardíaco, hipertensión arterial y otras. En cinco palabras: menos colesterol, menos enfermedades coronarias.

32. ¿Quién fue Cornelis de Landen, la Isla de Java y el colesterol?

En 1916 Cornelis de Landen observó la correlación entre la ingesta de colesterol y la presencia de cálculos biliares en la población de la isla de Java (Rep. de Indonesia).

Cornelis fue enviado a las islas orientales holandesas para combatir la peste epidémica.

Comprobó que la dieta habitual de los habitantes de Java era pobre en grasas, vegetariana, arroz como alimento básico. Los javaneses tenían menos colesterina en sangre y menor incidencia de enfermedades cardiovasculares. Si la dieta cambiaba a carne, mantequilla y huevos, aumentaba el colesterol en los indonesios. Por el contrario, los europeos residentes en la isla y los mayordomos de los barcos javaneses que iban a Holanda con una dieta occidental, curiosamente tenían mayor prevalencia de estas enfermedades.

Sus resultados publicados en neerlandés no fueron conocidos hasta muy tarde.

33. ¿Has oído hablar de PREDIMED Y DIETA MEDITERRÁNEA?

En el 2010 la UNESCO incluyó la dieta mediterránea en la lista de Patrimonio Cultural Inmaterial de la Humanidad, como también se especifica en la pregunta 11.

Se considera que la dieta mediterránea, como patrón o modelo de alimentación, está basada en verduras, cereales, aceite de oliva, frutas, frutos secos, moderado consumo de aves de corral, legumbres, pocos lácteos y carnes rojas, carnes procesadas y dulces. Moderado vino en las comidas.

La palabra «Predimed» quiere decir 'prevención con dieta mediterránea'. Es un estudio de varios hospitales en España, que se inició en 2003, con 7447 personas, mujeres y hombres, más de la mitad mujeres. El estudio comenzó sin que ninguna de las personas presentara alguna enfermedad cardiovascular. Podían presentar diabetes, hipertensión, LDL alto o HDL bajo, exceso de peso o antecedentes familiares de enfermedad cardiovascular. Objetivo: comprobar si era posible reducir la patología cardiovascular con dieta, como prevención primaria, es decir, antes de que se manifestara una enfermedad.

Se hizo tres grupos. Sin restricción de calorías, sin aconsejar actividad física. A un grupo se le recomendó un «modelo americano», una dieta reducida en grasas; otro grupo consumiría 1 litro de aceite de oliva virgen extra por semana, y al tercer grupo se le darían frutos secos, 30 g por día (nueces, avellanas, almendras). El estudio llevado a cabo se tuvo que interrumpir antes de tiempo (4,8 años), cuando comprobaron que la dieta estándar reducida en grasas presentaba más eventos cardiovasculares que el grupo de aceite de oliva virgen extra y en muchísimo menor grado (30 %) los que incluían frutos secos (niveles medibles en sangre, como observación analítica de seguimiento y cumplimiento). Se cometieron errores de método, por lo que se inició un nuevo estudio, actualmente en curso. Ahora bien, existe el convencimiento de sus resultados por parte de la comunidad científica en el sentido de que el consumo de aceite de oliva extra virgen y de frutos secos crudos reduce, en gran medida, la mortalidad cardiovascular.

En evitación de lo farragoso de los números, la magnitud del beneficio es impresionante y apoya que la dieta mediterránea, como actuación únicamente dietética, reduce el riesgo cardiovascular. Se publicó en 2013.

Todo ello confirma los beneficios de la referida dieta.

Posteriormente se puso en marcha PREDIMED PLUS.

34. ¿Existe consenso sobre la hipótesis lipídica?

La hipótesis que relaciona los niveles altos de colesterol con enfermedades cardiovasculares está ampliamente asentada en el contexto médico. No obstante, es objeto de escepticismo y controversia por algunos profesionales de la medicina. La afirmación de Nikolay Anichkov no se aceptaba. Algunos médicos abogaban por pensar en la teoría senescente (proceso crónico irreversible por envejecimiento). O los niveles que aparecían en los conejos de Anichkov eran muy altos por el exceso de huevo disuelto en aceite de girasol y por la escasa similitud con la fisiología humana.

Algunos científicos contrarios a la hipótesis grasa consideraban que la fuerza de la evidencia era demasiado pequeña. Otros encontraban una vinculación positiva. Los había a favor y en contra.

Personalmente, mi posición la marca un estudio de 1984 (Coronary Primary Prevention Trial). Se basa en que un fármaco, colestiramina, que impide la reabsorción de colesterol que se excreta por la bilis al duodeno, disminuye el riesgo de infarto agudo de miocardio. En conclusión, reducir colesterol es una diana de tratamiento.

El grupo de presión contrario, frente a la teoría del colesterol, lo desafían G.V. Mann, quien afirma que la inflamación y el estrés puede contribuir a este tipo de patologías. En igual sentido opina el Dr. E. H. "Pete" Ahrens, Joseph Mercola, William E.L. Oliver, Sinatra, influyentes en métodos alternativos sobre la teoría lipídica. También diré que Oliver claudicó y acepto parcialmente la teoría de la infiltración lipídica, en 1995. En 2023 presentó en Valencia su visión sobre la enfermedad cardiovascular.

Otros expertos, como el danés Dr. Uffe Ravnskov y el escocés Dr. Malcom Kendrick argumentan que la teoría del colesterol es incorrecta.

Desde que Anichkov lo sugirió en 1913 hasta su aceptación más generalizada en 1984, pasaron ¡71 años!

35. ¿Hablamos de las proporciones de ácidos grasos y alimentos?

En una dieta equilibrada, un tercio de las calorías debe ser de procedencia grasa. Y sobre el 6-10 % serán ácidos grasos esenciales.

Los ácidos grasos se dividen en dos: saturados e insaturados.

Los ácidos grasos saturados están en alimentos de procedencia animal: carne grasa, manteca, tocino, beicon, embutidos, mantequilla de vaca o de cabra, queso y en los aceites vegetales como el aceite de coco y de palma (palmítico).

Los ácidos grasos insaturados se dividen en dos: monoinsaturados y poliinsaturados. MUFA y PUFA. Ve a la pregunta número 21.

De los monoinsaturados, el principal es el omega 9, el ácido oleico, presente en el aguacate y aceite de oliva, las aceitunas, cacahuetes, almendras y avellanas.

De los poliinsaturados tenemos el omega 6, que son ácidos linoleico y araquidónico. El ácido linoleico (LA) es esencial, y está presente en el aceite de girasol, maíz, uva, leche materna, pistachos, semillas de girasol, aceite de borrajas y onagra.

En los poliinsaturados están también el omega 3, como el ácido alfa-linolénico, esencial, contenido en lino, linaza, canola, nueces, leche materna y vegetales. Los tres ácidos grasos omega 3 principales son el ácido alfa-linolénico (ALA), el ácido eicosapentaenoico (EPA) y el docosahexaenoico (DHA), presentes en el pescado, mariscos, foca, algas, aceite de krill, la leche materna.

Por último, en los insaturados tenemos las grasas trans (también detalladas en la pregunta 22), presentes en los alimentos procesados, *fast food*, postres comerciales, bollería, aceites parcialmente hidrogenados y algunas margarinas. Para tu conocimiento te enumero una lista de procesados que pueden contener grasas trans: margarina, galletas y productos de panadería comerciales, papas fritas y *snacks* salados, palomitas de microondas, cereales comerciales, barras de chocolates y dulces comerciales, donas, helados y pasteles de repostería comerciales, determinadas salsas y aderezos para ensaladas, *pizzas* congeladas, hamburguesas y papas fritas en restaurantes de comida rápida, bebidas azucaradas como refrescos y jugos envasados, lácteos procesados, como crema para café y postres lácteos excesivamente elaborados de venta en supermercados, comida congelada, como *nuggets* de pollo, comida para llevar como empanadas y pasteles fritos, alimentos enlatados y sopas cremosas, salsas enlatadas, precocinados como lasaña y burritos congelados, aperitivos tipo *pretzel* también llamados botanas (lacitos de pan horneados, salados, crujientes) y nachos comerciales.

Entonces..., ¿grasas buenas y grasas malas?

Las grasas han tenido mala prensa en el pasado.

Se les dio importancia —a los ácidos grasos, en especial a los insaturados— cuando se observó que los esquimales de Alaska ingerían elevadas cantidades y la incidencia de enfermedades cardiovasculares era baja.

Estudios han demostrado que el tipo de grasa, y no la cantidad, es más efectiva para reducir riesgo vascular.

Las grasas trans se relacionan con un mayor riesgo de enfermedades cardíacas, accidentes cerebrovasculares, diabetes tipo 2. La OMS recomienda ingerir menos del 1% del total de calorías diarias relacionadas con este tipo de grasas.

36. ¿Te puedo contar la historia de los inuit de Groenlandia y el colesterol?

Los inuit es el nombre genérico de grupos humanos situados en Alaska, Siberia, Canadá y Groenlandia. Sobreviven en las duras condiciones del Ártico.

Se alimentan tradicionalmente de carne de pescado, ballenas y focas. Tienen altos niveles de omega 3. Pueden permitírselo. Quizá porque su genética se lo permite y no sea extrapolable a otras poblaciones. Estas mutaciones podrían explicar su menor predisposición a sufrir enfermedades cardiovasculares.

Al inicio del siglo XX los inuit de Groenlandia, con dieta de cazadores recolectores, consumían una dieta de omega 6 y omega 3 en proporción 1:2, precisamente por ser rica en pescado de agua fría (copiosa en omega 3), sin aceite de semillas (omega 6).

Los omega 6 son unos ácidos grasos esenciales, que el organismo no puede fabricar y se aportan desde fuera, en la alimentación. Están involucrados en la inflamación, coagulación, cómo crecen las células y cómo estas se dividen. Bien por mutación genética o por la proporción de grasas 1:1, entre omega 3 y omega 6, el hecho cierto es la escasa presencia de patologías cardiovasculares en esta población, que se acentúa cuando se occidentaliza su alimentación.

Los estudios actuales apuntan hacia un equilibrio proporcionado entre omega 3 y omega 6. Mucho omega 6 y bajo omega 3 puede contribuir a más inflamación en el cuerpo y mayor riesgo de enfermedades vasculares.

Seis ejemplos de omega 6 son el aceite de girasol, aceite de soja, nueces, semilla de lino, carne roja alimentada con grano y semillas de calabaza.

Tres ejemplos de omega 3 son el salmón, mejor el salvaje que los de granjas de piscicultura (piscifactorías), las nueces de linaza y las semillas de chía. No puedo dejar en el tintero las sardinas, aceite de canola y el atún.

37. ¿Has oído hablar del Estudio de Framingham?

En la década de los 1950 uno de cada tres varones en USA padecía una enfermedad vascular antes de llegar a cumplir 60 años, superando la prevalencia de cáncer. En ese tiempo mandaba el presidente Roosevelt, quien tenía polio y apoyó por su situación la búsqueda de la vacuna antipolio, pero murió por un problema vascular. Le sucedió el presidente Truman, quien afirmó que la nación americana estaba amenazada por las enfermedades del corazón y de la circulación (*National Heart Act*).

Framingham es una ciudad de Estados Unidos, en Massachusetts, a 20 millas al oeste de Boston. Es famosa porque en ella se llevó a cabo el *Framingham Heart Study*.

En dicha ciudad se realizó un estudio observacional muy largo en el tiempo, con múltiples análisis, que consistía en un estudio sobre los factores concernientes y asociaciones causales en relación con el riesgo cardiovascular. Se intentó descubrir cuáles eran los marcadores más impactantes en estos aspectos.

Antes de este estudio, prácticamente no sabíamos nada sobre la epidemiología de las enfermedades vasculares, de la hipertensión y la arteriosclerosis.

Esta investigación denominada «Estudio del corazón de Framingham» se inició con 5209 personas en 1948. Medía la probabilidad de sufrir un paro cardiaco en 10 años, en sujetos mayores de 20 años, según el nivel de colesterol. En la actualidad sigue en curso, en otro modelo de edición.

Es un predictor. Está en función de si eres hombre o mujer, la edad que tienes, si eres fumador, los niveles de colesterol, HDL (bueno), LDL (malo), la tensión arterial, tratada o no, el tipo de trabajo y sus ritmos y horarios, diabetes, perímetro abdominal. Algunas variables tienen más peso que otras y deben adaptarse al entorno de cada población.

Sin observar la tabla *score* de puntuaciones que se pueda aplicar para cada persona, se sacaron ciertas «conclusiones»: la hipertensión arterial sistólica tenía una relación mayor con la enfermedad coronaria y su presencia en los accidentes vasculares cerebrales. Otros datos: fumar aumentaba los riesgos de patologías cardíacas, así como los niveles de colesterol. Se comprobó que la actividad física disminuía el riesgo de enfermedades cardíacas y la obesidad lo aumentaba. La fibrilación auricular (enfermedad en la cual las aurículas se contraen a su ritmo, como bailando por libre) se vinculó a mayor riesgo de accidentes cerebrovasculares. Los niveles de HDL altos disminuían el riesgo de mortalidad. El crecimiento del ventrículo izquierdo incrementaba el riesgo. Algunos descubrimientos de algunos genes aumentaban el riesgo de fibrilación auricular, ocho «loci», posición física fija dentro de una cromosoma, se relacionaban con la hipertensión, menos memoria en varones si el padre tuvo demencia.

El estudio de Framingham fue pionero y hoy es el epicentro en investigación de vanguardia sobre corazón, cerebro, huesos y sueño.

Conociendo las funciones de riesgo, se deben implementar medidas con fármacos y estilos de vida, para minimizar el impacto de las enfermedades vasculares. Lo descrito se llama «Abordaje preventivo global». El esfuerzo bien merece la pena.

38. ¿Quién es Walter Willet y qué nos dice del colesterol?

Walter C. Willet es médico. Experto profesor de Harvard en temas de nutrición. Figura respetada en salud pública, con un sinnúmero de contribuciones en dieta y salud pública. Creó en el 2000 el «plato de Harvard»: la mitad es fruta y verdura; de la otra mitad, una cuarta parte es proteína (animal o vegetal) y la otra son cereales enteros no refinados.

Investigador principal del Estudio de Salud de las Enfermeras, que habla de factores de riesgo para las enfermedades crónicas principales.

Es el segundo autor médico más citado en medicina clínica y ha publicado más de 1500 artículos científicos, por lo que obviamente su opinión es influyente.

Ha escrito varios libros: *Coma, beba y pese menos*, *Coma, beba y sea saludable* y *Dieta de la fertilidad*.

En el transcurso del año el 2019 se publicaron estudios que manifestaban que ni la ingesta de huevo ni de colesterol se asociaban con el riesgo de padecer enfermedades cardiovasculares. Y saltó la polémica. Discernir la verdad es complicado. Y llega el equipo de Harvard con W. Willet, con un macroestudio, afirmando que hasta un huevo al día «no se asocia con riesgos cardiovasculares».

Entonces, ¿qué hacemos? ¿Comemos huevos o no?

Sin embargo, si seguimos las directrices del Dr. Greger, otro eminente colega conocido y respetado en campo de nutrición y salud pública, sobre la base de múltiples estudios, se posiciona con opiniones contrarias al equipo de Harvard.

Estamos en España, y la Fundación Española del Corazón «no tiene tan claro la teoría de la inocuidad del huevo». Si tienes el colesterol alto la ingesta recomendada es reducir a 2-3 huevos completos o solo yemas por semana. Si la ingesta de colesterol por día debe ser menor a 300 mg y un huevo ya tiene 200-385 mg, supondría riesgo. Puede ser útil restringir su consumo. La polémica sigue su curso y para comunidad científica «continúa siendo impreciso, confuso». La clara no tiene colesterol. A la luz de lo expuesto, tú elijes.

39. Y la mantequilla, ¿qué hacemos?

La mantequilla se obtiene agitando la nata de la leche. Une las grasas de esta, obteniendo diversos tipos de mantequilla (ácida, que es la tradicional y la dulce). Pueden ser más o menos untables. Alrededor del 65-80 % es grasa y el resto prácticamente agua. Es rica en vitamina A, tiene vitamina D y E. Contiene colesterol. El ácido saturado predominante es el palmítico. En época romana se consideraba un alimento bárbaro y no se introdujo en la alimentación cotidiana. En la mitad superior de Europa se usa en producción artesanal, y en la zona sur, arco mediterráneo, se prefiere manteca de cerdo o aceite. El mayor productor mundial de mantequilla es EE. UU.

¿Qué hacemos? En medicina se avanza entre teorías contradictorias hasta que se encuentra una verdad a prueba fallos, claramente evidente.

Desde la década de los 50 se excluyeron de la dieta las grasas saturadas, por parte de la mayoría de la comunidad científica: un pedazo de mantequilla, una porción de queso, las carnes rojas, lácteos completos, mantecas, galletas, pasteles. En los tiempos actuales se encuentran en tela de juicio estos principios. Existen dos teorías contradictorias, la teoría de la liga antibeicon y los permisivos de grasas saturadas.

Los últimos estudios ponen de manifiesto que la relación no es tan directa entre las enfermedades cardiovasculares y el consumo de alimentos ricos en saturadas. Eso sí, cambiar saturadas por no saturadas saludables, como el salmón, nueces, aceites de oliva y canola, da mejor calidad de vida, es mejor para el corazón. Y hay que mantener alejados los azúcares refinados.

Aristóteles decía que en el punto medio está la virtud.

40. ¿Qué debes comer para pasar de grasas saturadas a mono y poliinsaturadas?

Quiero que seas inteligente con tu alimentación, con tu dieta.

Si bien los últimos estudios no demonizan las grasas saturadas, no debes interpretar o deducir que hay vía libre para el consumo de bistec, queso o mantequilla.

Existen innumerables estudios que afirman que al reemplazar las saturadas por poliinsaturadas y monoinsaturadas se obtiene una reducción en el riesgo de enfermedades cardiovasculares.

Las grasas monoinsaturadas están líquidas a temperatura ambiente. Se hallan en nueces, aguacates y aceites vegetales.

Las grasas poliinsaturadas, llamadas omega 3 y omega 6, provienen de aceites vegetales (soja, maíz, canola). El aceite de oliva es rico en omega 9.

Otra fuente de poliinsaturadas está en los peces: salmón, caballa, arenque, trucha, sardinas, boquerones. También está presente en algunos frutos secos, como las nueces, nueces pecanas y de Brasil y en los piñones.

41. ¿Cómo prevenir enfermedades del corazón?

La mejor manera de prevenir enfermedades cardíacas requiere hábito. Eres lo que haces repetidamente. Vas sobre una «bicicleta» que representa tus genes y tú la conduces mediante tu estilo de vida.

Por el momento tus genes están ahí y debes modificar tu comportamiento si la genética no te es favorable.

Cambia tu estilo de vida: no fumes, realiza ejercicio físico (el más sencillo es caminar) y reduce el estrés.

El otro pilar de la prevención es la alimentación: come alimentos más enteros, sin procesar. Incrementa el pescado azul y el de agua fría. Ingiere más verduras. Cuanto más te alimentes de productos que estén a ras de tierra, mucho mejor. La fruta es fundamental, ingiérela con moderación, te aporta azúcar, agua, vitaminas, fibra. ¡¡Recuerda!!: « La fruta se come, no se bebe». El exceso de fruta comida o bebida puede aportarte un aumento de fructosa que puede resultar tóxico hepático, también llamado «hígado graso no alcohólico» e incrementar también el ácido úrico en sangre. Las legumbres (frijoles o habichuelas, lentejas y garbanzos, cocinados a lo pobre con verdura, sin «tropezones»), son parte fundamental. Ingiere yogur, carne blanca o roja de alta calidad. Queso fresco o poco curado, o si es curado, en pequeña cantidad. Recuerda, como buenas opciones, el aceite de oliva virgen extra (mejor prensado en frío) y los frutos secos crudos (nueces, almendras y avellanas).

42. ¿Habría que prohibir las grasas trans?

En mi opinión, SÍ, con mayúscula. Ya hemos hablado de las trans en la pregunta 22.

Tan solo 2 g de trans al día aumenta el riesgo cardiovascular en un 23 %.

El nombre clarificador en una etiqueta nutricional para una grasa trans es «parcialmente hidrogenado». Recalco: «Las palabras "Parcialmente hidrogenado", que aparecen en las etiquetas, significan 'que los aceites del producto han sido convertidos en sólidos y en grasas trans'». Mira siempre la etiqueta. Se consigue añadiendo hidrógeno a un aceite vegetal, es económico y no se echa a perder, y en las freidoras dura más tiempo y su recambio es menor.

Las grasas normales tienen forma «cis» y estas son trans. Imagínate un palillo mondadientes, recto. Lo doblas un poco hasta romperlo y queda torcido, sería un palillo trans.

Con las grasas fabricamos la pared celular, hormonas, vitaminas. Si damos grasa trans para su construcción, se edifica mal.

Revise la etiqueta nutricional. Si una porción de alimento contiene más de 0,5 g de trans, existe la obligación por parte de la empresa de etiquetarlo. Si tiene menos, no hay obligatoriedad de manifestarlo.

La FDA (*FOOD DRUGS ADMINISTRACION*), agencia de control americana, ha tomado medidas para eliminar las grasas trans de los alimentos. Muchos países están tomando medidas, aunque muy lentamente.

¡A tener muy en cuenta!: «Es el peor tipo de grasa que se pueda comer».

Aumentan los accidentes cerebrovasculares y cardíacos, así como la diabetes de tipo 2.

Las trans aumentan el LDL (malo) y reducen el HDL (bueno).

Se suelen esconder en productos horneados, pasteles, galletitas y bollos, dulces y tartas, manteca vegetal, palomitas de microondas y pizzas congeladas. También en papas fritas, dónuts y pollo frito.

En California (E.E U.U.) se prohíbe su uso en restaurantes desde el 2010, aunque es permisiva en envasados.

Desde el 2014 están prohibidas en Argentina, Suiza y Dinamarca. Claramente, las grasas trans suponen peligro para la salud pública.

43. La fibra, ¿para qué sirve?

La fibra sirve a modo de pegamento. La fibra no se digiere en el intestino humano.

Es la parte de un alimento que no puedes absorber y el cuerpo no la digiere, por lo cual se elimina con las heces.

Hay dos tipos de fibra, soluble en agua e insoluble.

Si es soluble, forma como una gelatina, que pega en ella glucosa y colesterol, se absorbe menos en el intestino y pasa menos cantidad a la sangre, facilitando su eliminación por heces.

La insoluble aumenta el bolo fecal, facilitando evacuación y previniendo el cáncer de colon.

Ambas son beneficiosas para la salud.

El modelo de alimentación occidental es pobre en fibra.

Alimentos ricos en fibra soluble: avena, salvado de avena, habichuelas, manzanas, naranjas y mandarinas, cebada y zanahoria.

Alimentos ricos en fibra insoluble: salvado de trigo, frutos secos, frijoles, verduras en general y coliflor, en particular. Ciruelas pasas.

¿Cuánta fibra el día?

Sobre 25-50 g en edad adulta. La cifra en mujeres oscila entre 25-38 g al día y en hombres de 38-50 g al día.

¿Cómo se hace? Comiendo paulatinamente productos que digan «integral», «salvado» o «fibra».

Come tres veces por semana alguno de estos alimentos: lentejas, garbanzos, habichuelas, guisantes.

La verdura es rica en fibra, póntela como plato principal.

Fruta fresca, cuatro porciones. Recuerda añadir frutos secos.

Bebe agua, pues la fibra soluble se hinchará con ella.

Todas estas recomendaciones te permitirán defecar bien y controlar en sangre los niveles de glucosa y colesterol.

44. ¿Qué peces hay que comer?

Trata de comer de dos a cuatro veces por semana.

Los grandes peces de captura en alta mar, tiburón, caballa gigante, pez espada (emperador), todos ellos ricos en mercurio, resultan, pues, tóxicos para el organismo. Es el precio en salud al comer estos pescados.

Mi alta recomendación incide directamente sobre el salmón, rico en ácidos grasos omega 3. Es considerado como el más saludable y nutritivo del mundo.

Después vienen las sardinas que, por su pequeño tamaño no contienen mercurio. Se alimentan de plancton. Tienen una elevada cantidad de omega 3, vitamina B12, vitamina D y calcio. Por sus grasas especiales incrementan la capacidad cerebral.

El arenque, pez pequeño, además de omega 3, tiene un alto contenido en selenio, B12, vitamina D, hierro y antioxidantes. La anchoa, pez pequeño con cantidades importantes de omega 3 y EPA Y DHA. Piensa también en boquerones.

La trucha se recomienda por su rico contenido en proteínas y omega 3.

Otra alternativa es el bacalao.

¡Recordad!: «El atún enlatado ligero tiene bajos niveles de mercurio».

En mi opinión, el salmón es el rey. Los pescados azules y pequeños son la corte.

45. Aceite..., ¿cuál tomar?

La mayoría de los aceites contienen esteroles, que evitan, al igual que la fibra, que se absorba el colesterol.

Te digo ya de inicio que debes elegir «el aceite de oliva virgen extra» y entre ellos el prensado en frío. Está menos procesado y tiene más antioxidantes. Los buenos aceites benefician tu corazón.

«Sustituir la mantequilla por aceite de oliva es oro», un pequeño medicamento, pues reduce el LDL en 15 %, similar a una dosis baja de medicación.

El aceite de oliva es fundamentalmente ácido oleico (monoinsaturado), reduce el LDL y aumenta el HDL. Soy un enamorado del aceite de oliva. Por lo anterior y por muchos otros datos: protege la oxidación, evita trombos, reduce la presión arterial y es antiinflamatorio. Protege del Alzheimer. Reduce la incidencia de algunos cánceres.

De entre los tres tipos de aceite de oliva: aceite de oliva, aceite de oliva virgen y aceite de oliva virgen extra, este último es el mejor, el de mayor categoría. Si se ha obtenido en «frío», sin calentar, te aportará vitamina E, carotenos, fenoles y antioxidantes que se perderían si hay un proceso de refinado. El aceite de orujo es el último de la fila, olvídalo.

Cantidad recomendable por día de aceite de oliva virgen extra: dos cucharadas.

46. ¿Qué consejos elementales me puede dar para bajar el colesterol?

Conoce qué es bueno y qué es malo: ejemplo, las grasas saturadas están en los animales, si el nivel de LDL es alto, se acumulará en los vasos.

¿Qué cantidad de carne debería comer? La que cabe en la palma de tu mano, sin contar los dedos.

Comer fruta del tamaño del puño.

¿Nueces? Las que caben en el hueco de la mano.

Verdura abundante, medio plato. Elimina patatas.

Pescado: 3 veces por semana. Salmón, trucha, sardina y atún. Horno, asados, evitando la fritura de ellos.

El día ideal empieza con integral. Por ejemplo, la avena, que es la energía del gladiador y frena el LDL y la absorción rápida de azúcares por el intestino.

Bocaditos sanos de la media mañana: almendras, nueces pecanas o de california, pistachos. Excelentes en ácidos grasos monoinsaturados. Y, además, como ya he ido comentando con anterioridad, bajan el LDL y suben HDL. Recuerda: porción pequeña.

Ante la duda elige siempre no saturado. Saturado tenemos: carne roja, lácteos completos y derivados, mantequilla, aceite de palma (suben el malo). No saturado están los aceites de canola, oliva, cártamo. En España elegimos siempre oliva, pues el de canola o colza, tras la intoxicación ya conocida por adicionar anilinas y su venta libre sin control, es de uso muy reducido.

Los mejores carbohidratos son los frijoles, también llamados en nuestra tierra como habichuelas, alubias o judías y los cereales integrales: copos avena, arroz integral, quinoa, trigo integral. Si le quitas la piel al producto integral lo trasformas directo en azúcar.

Haz diez minutos de ejercicio físico moderado tres veces al día, alguno de ellos trabájalo con una mayor intensidad.

También es aconsejable otras actividades, dado que con ellas ejercitamos el cuerpo de otra manera distinta: labores en el campo, jardín, tareas hogareñas, pasea al perro, juega con hijos y nietos, camina, baila, circula en bicicleta, sube o baja por las escaleras. Lo que pienses y tres más.

Si sales a comer fuera de casa, debes ser inteligente. Ojo con las saturadas, la sal y exceso de calorías. Procura comer los alimentos hervidos, al vapor, al horno, a la parrilla, asados o a la plancha. Nunca fritos. Salsa por separado que permita elección personal. Preferiblemente el acompañamiento de los platos que sea verdura, en lugar de hidratos de carbono (pan, arroz, patatas, pasta). Pero si se decide además este acompañamiento, que se dé la mejor calidad, alimentos integrales.

Cuando vayas a comprar alimentos, revisa la etiqueta nutricional. Las porciones, azúcares, grasas saturadas (colesterol), sodio, calorías, fibra.

El estrés sin control es malo. Mi consejo: medita, ora, socializa, haz ejercicios lentos.

Control de PPCD: peso, presión arterial, colesterol, diabetes. Son «los cuatro jinetes del deterioro progresivo de salud que hay que controlar».

Toma conciencia y hazte cargo de tu salud. Tú y solo tú eres el responsable de ella. No eches las culpas a la genética, el entorno, la edad, tus circunstancias adversas. Lo que hay es lo que hay y quien debe cambiar eres tú. Toma la sartén por el mango. No responsabilizarte de lo más sagrado, que eres tú, es ser, como mínimo, tremendamente irresponsable. Es tu salud, y como tal, no puedes permitirte estupideces en su descuido. Y si lo haces, los arrepentimientos, a veces, llegan tarde.

47. ¿Qué son los triglicéridos?

Los triglicéridos son una grasa en sangre.
Su origen es el conjunto de grasa de alimentación.

Son tres moléculas de glicerol unidos a un ácido graso.

Además, provienen de los hidratos de carbono, que, al no quemarlos, cuando se introducen en el motor del metabolismo, se trasforman de azúcares a triglicéridos. En lenguaje coloquial médico los llamamos «triglis».

Los almacenamos en células grasas. Cuando los necesitamos, el cuerpo los va soltando a través de unos trasportadores llamados «lipoproteínas» de muy baja densidad (VLDL).

Todo lo que comes y no lo quemas, lo almacenas.

¿Qué produce niveles altos de triglicéridos?

* Comer mucho y quemar poco.
* Obesidad.
* Alcohol.
* Ocasionalmente la genética puede provocar un brutal aumento de triglis. No es lo habitual.
* Mal funcionamiento de la glándula tiroidea.
* La diabetes descontrolada sube los triglis.
* Algunas enfermedades del riñón y del hígado.
* El tabaquismo junto con aumento de triglicéridos es aproximar una cerilla a la pólvora. Cuidado.

Los consejos para reducir los triglicéridos pasan por bajar peso, ejercicio regular para quemar, no fumar, no tomar alcohol y evitar el azúcar y los hidratos de carbono refinados.

48. ¿Qué hago si alguno de mis hijos tiene colesterol?

Un niño puede tener el colesterol alto por llevar una dieta sobre todo rica en procesados y grasas no saludables y exceso de hidratos.

Se debe enseñar a comer bien desde la infancia. Es labor de padres y educadores instruir a nutrirse de manera saludable. Recuerda, los comportamientos se aprenden. Si no es así, después generan hábitos alimenticios que se establecen y resultan difíciles de modificar.

En otras ocasiones la carga genética familiar es la responsable, pues alguno de los padres tiene colesterol elevado y la herencia poligénica determina que sus descendientes lo tengan alto.

Otro factor responsable es la obesidad, epidemia de nuestro siglo. Es fácilmente observable que, de padres obesos, hijos obesos.

La diabetes, enfermedades renales y tiroideas pueden dar lugar, en ocasiones, al aumento de colesterol.

La detección suele ser casual por hallazgo en análisis, pues no hay síntomas.

¿Cuándo se debe hacer el primer análisis?

A partir de los nueve años o bien a los dos años, si existe carga familiar como ataques cardíacos o cerebrales.

Si es normal, repetir cada 5 años.

¿Qué cifras se consideran normales?

Cualquier joven de menos de 19 años debe tener un colesterol total < 170 mg/dl, LDL < 100 mg/dl, HDL> 45 mg/dl.

¿Qué hacer inicialmente? Controla las tres «aes».

Actividad no sedentaria: TV, la tablet, teléfono, ordenador, dan lugar a una vida excesivamente sedentaria. Incluir, por tanto, ejercicio físico.

Alimentos correctos: principalmente los integrales, frutas y vegetales. Las grasas saturadas, trans y azúcares deben limitarse.

Apoya a tu hijo en adelgazar.

Seguidamente se irán estableciendo soluciones en función de los datos iniciales de laboratorio.

49. ¿Qué alimentos son los mejores para bajar el colesterol?

Sin duda, sería la avena. Le seguiría el salvado de avena y otros alimentos ricos en fibra, como copos de avena en cantidad aproximada de 30 g, frijoles, también conocidos como alubias, habichuelas y judías —según la zona geográfica—, coles, manzanas y peras.

La avena y salvado de avena proporcionan una elevada cantidad de fibra soluble que reduce LDL, que, agregando fruta, potencia en gran manera este efecto.

Las almendras y nueces complementan lo anterior y alargan la vida.

Después pondría el acento en los aguacates y en los ácidos grasos monoinsaturados: aceite de oliva, aceitunas, almendras y avellanas.

El aceite de oliva, que es prácticamente ácido oleico, debe sustituir a la mantequilla sobre el pan y debe aderezar todas las verduras que ingiramos. El aceite de oliva frena el colesterol. Es antioxidante. Disminuye la tendencia a los trombos. Aporta vitamina E. Resulta indispensable en la mejor dieta del mundo, «la mediterránea».

Recuerda que la cantidad y calidad de la grasa que tu ingieras va a determinar tu grado de salud arterial.

La grasa monoinsaturada, en su ingesta adecuada, sube el HDL (bueno) y reduce el LDL (malo). Así como también disminuyen el malo las grasas poliinsaturadas (girasol, maíz, soja, nueces, pescado azul, aceites marinos).

50. ¿El cerebro tiene y produce colesterol?

Por si no lo sabías, la parte del cuerpo humano que más colesterol tiene es el cerebro.

Sabemos que el exceso de LDL aumenta el riesgo de enfermedades vasculares y cardíacas mortales, así como embolias, ictus, trombosis, anginas, infartos.

El cerebro fabrica su propio colesterol para mantener sus células vivas.

Existen unas células en nuestro cerebro, denominadas «oligodendrocitos», que forman vainas de mielina, recubrimiento similar a la envoltura cilíndrica de plástico que envuelve los cables de cobre.

Esta mielina rodea los cables o axones de las neuronas próximas y los aísla para que el impulso nervioso se trasmita eficientemente.

La mielina es riquísima en colesterol. Si se destruye la mielina, el colesterol que queda resultante debe eliminarse. Para ello, llegan unas células grandes comedoras o macrófagos y otras llamadas «microglías». Estas toman el colesterol, lo digieren y lo eliminan hacia fuera.

De existir mucho colesterol, se formarían unos cristales en forma de aguja que dañarían las neuronas circundantes, darían inflamación en la zona y acudirían más células perpetuando el proceso, con el consiguiente deterioro.

¿Con qué finalidad debes establecer un horizonte óptimo de colesterol?: para mantener un nivel estable de colesterol y así preservar la memoria en buen estado. Si hay mucho en los vasos resulta negativo, si los bajamos puede resultar contraproducente. En un futuro habrá medicamentos selectivos para mantener este estatus de colesterol neuronal.

«Con el colesterol cerebral no se juega», dado que es pieza fundamental y clave en el aprendizaje y en la memoria, y elementos proteínicos para la trasmisión de serotonina.

Se debe evitar perder colesterol de la membrana neuronal según vamos envejeciendo, y mantener a raya el colesterol vascular.

51. ¿Cómo cambio mi vida y mi colesterol?

Doctor, ¿qué debo hacer o cambiar para mejorar mi vida y mi colesterol?, pregunta frecuente en clínica.

La contestación sería muy amplia: muévete y cambia tu alimentación, reduce tus vicios, descansa lo suficiente, mira y observa la naturaleza animal y vegetal, ayúdate con consejos médicos y medicinas..., en fin.

Ocho consejos, claros y contundentes:

- Come saludable: reduce grasas saturadas.
- Elimina grasa trans: margarinas, galletitas, pastelitos.
- Omega 3: afectan al colesterol LDL, sí benefician la hipertensión craneal.
- Fibra: soluble disminuye la absorción de colesterol.
- Físico: aumenta el ejercicio, es la píldora mágica.
- Fumar: se acabó.
- Peso: mantenlo. Bájalo si es preciso. Ayuna.
- Pastillas: si las necesitas, tómalas.

Claramente te diré que no hay atajos, que no existen productos «milagro». Es cuestión de buenas costumbres y generar hábitos. Como todo en la vida, aprender, y mantener y repetir lo aprendido.

52. ¿Qué fruto seco es mejor para el colesterol?

Las nueces.

Se deben ingerir crudas, naturales. No se deben freír o pasar por el horno como complemento de una tarta. Si se calientan, se desnaturaliza su contenido y pierden las propiedades beneficiosas de sus componentes. Este proceso tan solo mantiene las calorías.

Las nueces tienen omega 3 y ayudan a reducir el colesterol total y LDL.

En general, todos los frutos secos, si se toman crudos y sin sal, son beneficiosos para el corazón.

Su ingesta es un beneficio cardiovascular. Es un alimento de alta calidad nutricional. Con moderación ayudan a adelgazar, en contra de lo que puedas pensar.

Es la joya de la corona.

La cantidad aproximada que debes tomar son 30 g al día. Con el fin de no pesar las nueces que me como, personalmente realizo este procedimiento. Compro una bolsa de nueces de 200 g las cuales van partidas por la mitad. La vacío y cuento el total. Contenía 74 medias nueces. Divido 200:74= 2,7 g cada media nuez. Por tanto, 10 medias nueces son 27 g. Al tomar 12 medias nueces por día a 2,7 g , ingiero más de 32 g .

Resumen: de 10 a 12 medias nueces todos los días, o 5 o 6 si las compras enteras.

Suelo repartírmelas en dos veces al día.

53. ¿Cuánto colesterol se absorbe por el intestino?

El colesterol de la dieta se absorbe entre un 20-50 % del ingerido.

Si comes 5 huevos, por ejemplo, de una tacada, el intestino se «chupará» el máximo colesterol del ingerido y además te dará un «cólico» o dolor abdominal impresionante, con posiblemente un despeño diarreico. Lo mismo que si te bebes medio litro de aceite o comes un kilo de tocino o te untas un paquete de mantequilla. La disponibilidad de absorber grasas por el intestino es limitada. Una parte del colesterol ingerido pasará a la sangre, el resto que circula en sangre es de fabricación hepática.

El verdadero causante del nivel alto en sangre es «la grasa saturada y la grasa trans», que se encuentran en los alimentos procesados y ultra procesados. Cuanto más natural sea el alimento que se ingiera y menos elaborado, muchísimo mejor.

La homeostasis o equilibrio del colesterol en sangre depende de que las entradas procedentes de la fabricación hepática (síntesis) y el aporte de la dieta se equilibren con las pérdidas, dado que el colesterol que fabrica el hígado se elimina por bilis y vuelve a entrar por la absorción intestinal. De forma simplista, te explico: «El intestino chupa, el hígado fabrica y a su vez elimina colesterol por bilis al intestino, que vuelve a chupar».

De paso comentaré que existe un *feedback* o sistema de retroalimentación que actúa del modo que explico a continuación. El colesterol que se absorbe informa al hígado y este frena la síntesis, permaneciendo en equilibrio la absorción y la fabricación. Cuando el equilibrio se rompe se producirá un aumento de grasa en sangre.

Si modificamos o cortamos estos mecanismos reduciremos el nivel en sangre.

54. ¿Qué decir del sexo y del colesterol?

El sexo reduce el colesterol.

Si sube el colesterol malo y los triglicéridos las erecciones son peores, hay mayor disfunción eréctil en los varones.

Tener poco sexo, como la falta de ejercicio son factores de riesgo, sobre todo es perjudicial para la salud de las mujeres.

Existen sexólogos que informan positivamente en el sentido de que la actividad sexual puede ayudar a reducir el nivel de colesterol en el organismo.

Tener el colesterol bajo disminuye la libido sexual y da lugar, también, a disfunción sexual.

«La clave está en encontrar el equilibrio».

55. ¿Cuál de todos es el peor colesterol?

Cuando los médicos leemos un análisis, con las distintas fracciones de colesterol, vemos lo siguiente; colesterol total, HDL, LDL, VLDL. También están las IDL, que no vamos a comentar.

El CT o colesterol total es la suma de todos. En sujetos adultos normales debe ser igual o inferior a 200 mg/dl.

El HDL o *high density lipoprotein*, 'llamado colesterol bueno', limpia las arterial de colesterol.

Después está el colesterol LDL, *low density lipoprotein*, 'que es el malo'. Está formado por partículas pequeñas y grandes. El nivel óptimo de LDL en sangre debe estar a 100 o menos.

Las partículas LDL grandes son menos densas y dan menos placas de ateromas.

Las partículas pequeñas y densas de LDL penetran con muchísima facilidad en la primera capa de células de los vasos, las células endoteliales, que son más aterogénicas y producen más endurecimiento arterial. Se debe a su oxidación más rápida, además, su carga negativa atrae sustancias que se pegan a ellas y se forma una pasta insoluble.

A continuación, las células grandes comedoras (macrófagos) llegan a esa zona, se forman células espumosas y una amalgama de productos bajo de la primera capa de células de los vasos, muy peligrosas.

En la práctica diaria se miden tan solo las LDL y no las LDLpd (partículas pequeñas), que suelen pedirse en pacientes con problemas importantes de obesidad central, antecedentes importantes familiares cardíacos, síndrome nefrótico (enfermedad renal muy grave), o fallo funcional del tiroides (hipotiroidismo). Como ves, las subfracciones de LDL no se usan de forma rutinaria en clínica.

El peor colesterol son las partículas pequeñas del colesterol LDL.

56. ¿Qué pasa con el jamón ibérico y el colesterol?

La pregunta tiene enjundia.

Si hablamos de jamón ibérico de bellota, diremos que es bueno para el colesterol. No cualquier jamón. No tengo nada en contra del jamón serrano, que conste.

La cantidad de ácido oleico en el ibérico puede oscilar entre el 45-60 %, en función de alimentación y raza. El cerdo ibérico tiene unas características genéticas distintas al cerdo convencional. Su crianza en dehesas, con ejercicio y alimentación (bellota, hierba, pienso, raíces) suele ser diferente. Después viene la «curación» del jamón, de 2 a 4 años.

El ácido oleico es un ácido graso monoinsaturado de la serie del aceite de oliva, cártamo, canola, aguacate, beneficioso para los vasos sanguíneos, pues va asociado a bajar el LDL.

Dos curiosidades: el cerdo nunca se come la totalidad de la bellota. Es el único animal que las pela, pues su cáscara contiene sustancias irritantes a sus intestinos, por lo que evita ingerirlas.

Segunda curiosidad: presionando con el dedo unas buenas cortadas de ibérico, verá que rezuma un líquido o gotas. Esa grasa contiene una elevada cantidad de oleico. Es la lágrima del ibérico.

57. ¿Cómo influye el ayuno intermitente?

Ayuno quiere decir no comer.

La restricción de calorías diaria alarga la vida.

«De grandes cenas, están las sepulturas llenas», dice el sabio refranero español.

El ayuno intermitente es no comer periódicamente. Días alternos, periódicamente o restringir el número de horas en las cuales no se ingiere comida. Va estupendamente para la obesidad abdominal, resistencia a la insulina, reducir azúcares y grasas en sangre, triglicéridos y colesterol, llamado por los médicos «perfil lipídico»

El ayuno intermitente permite tomar determinada cantidad de bebidas bajas en calorías (caldos de huesos, café o té).

Cuando uno deja de comer sucede que utilizamos las reservas de glucosa almacenadas en hígado y músculos. Posteriormente consumimos grasa, ácido láctico y alanina. Más tarde movilizamos grasas libres formando acetonas. Al final vamos agotando nuestras propias proteínas.

En este proceso de ayuno se desarrolla la autofagia en el que eliminamos componentes celulares dañados, que son reciclados. Reciclamos proteínas inservibles. Se mejoran los niveles de triglicéridos, colesterol y el nivel de insulina. Baja la tensión arterial y hemoglobina glicosilada, que es glucosa adherida a la hemoglobina.

Presenta inconvenientes, en el sentido de generar ansiedad, con atracones posteriores, subidas y bajadas de azúcar en diabéticos y crear espirales ayunos-atracones.

En nuestra sociedad occidental, donde se come rápido, y se incita la ingesta permanente indiscriminada y mantenida de alimentos y bebida, quiero decir a modo de resumen que, desde el punto de vista médico, el ayuno intermitente mejora la salud cardiovascular: niveles de grasas, peso, diabetes y tensión arterial.

Natural y gratuito, el ayuno nos mejora.

58. Tengo la menopausia, ¿qué sucede con mi colesterol?

Durante la menopausia lo habitual es que el total y el LDL tiendan a subir y disminuir el HDL. Si previamente estaba alto, debe tomar más precauciones por la tendencia al alza.

Los estrógenos disminuyen el colesterol total y el LDL en mujeres. Se aumenta el HDL. Cuando está en menopausia, se dejan de fabricar estrógenos y progesterona. Esta es la razón.

En la mujer menopáusica se eleva el riesgo cardiovascular. Esto es más importante que los sofocos y el insomnio.

Lo propio es establecer la rutina de reducir grasas animales, bollería, grasas saturadas, yemas de huevo, embutidos, queso graso y lácteo entero, frituras industriales.

Seguiremos con los consejos de cocinar con aceite de oliva. Comer asados, a la plancha, hervidos, al vapor, al microondas. Ingerir más fibra, pan integral, judías, avena y copos, salvado de trigo o de avena. Incrementar la ingesta de vegetales.

Es muy importante el ejercicio, de modo habitual, pues reduce peso, grasa, aumenta masa muscular y previene la osteoporosis.

59. ¿Qué relación existe entre las bacterias intestinales y el colesterol?

El conjunto de bacterias que tenemos en nuestro intestino se llama «microbioma intestinal». Tenemos un microbioma en la boca, en la piel, en el tracto respiratorio y en el intestino. Todos ejercen una fuerte influencia en nuestra salud.

El microbioma intestinal está en equilibrio y se alimenta de lo que le llega y de la propia mucosa. El microbioma reviste importancia frente al cáncer colorrectal, influye en nuestro estado anímico, en la regulación del hambre. Dicho de otro modo, tiene una influencia positiva o negativa en el resto de los órganos.

Existen ciertas bifidobacterias en el intestino, del género bacteriodes, que ayudan a equilibrar el colesterol sanguíneo. Estas convierten el colesterol alimentario en sulfato de colesterol, el cual es un timbre señalizador al resto del cuerpo en la regulación del colesterol. El colesterol unido al azufre tiene una estructura química molecular similar al del interior del cuerpo, y modifica su absorción.

Estas investigaciones son el inicio de una serie que darán lugar a tratamientos complementarios a los actuales.

60. ¿Existen medicamentos para reducir eficazmente el colesterol?

La respuesta es afirmativa.

Los medicamentos actúan de manera diferente según cada grupo de familias.

El grupo de las estatinas reduce eficazmente el colesterol sanguíneo mediante la reducción de la fabricación en el hígado y, consecuentemente, bajará en bilis y en sangre.

Ejemplos de estatinas tenemos: lovastatina, pravastatina y simvastatina, las tres de primera generación; fluvastatina, atorvastatina y rosuvastatina, de segunda generación y, por último, pitavastatina, de tercera generación. La generación determina el grado de eficacia.

Otro grupo es la ezetimiba. Su mecanismo de actuación es limitar la absorción del colesterol alimentario en el intestino y el que se aporta con los jugos biliares que se vierten al mismo.

En ocasiones, los médicos unimos estatinas y ezetimiba para limitar al máximo los niveles de colesterol sanguíneo, que impiden así la síntesis hepática y minimiza la absorción intestinal.

Por si no fuera suficiente, en un determinado grupo de pacientes usamos los inhibidores de la PCSK9, llamados alirocumab, evolocumab, bococizumab. La PCSK9 es una proteína enzimática (recuerda que la enzima es una trabajador o colaborador que permite algo) en sangre. Esta proteína se une al receptor celular LDL. Cuando se pega, se «da la vuelta» y entra dentro de la célula, donde se va degradando o destruyendo el receptor LDL. Destruir el receptor LDL mantiene elevado el LDL circulante, con el consiguiente peligro.

El mecanismo de acción del inhibidor PCSK9 es bloquear esta proteína. Ello permite que el receptor LDL esté libre, pegue más colesterol malo, que lo introduce en la célula y elimina el colesterol LDL. A continuación, se recicla nuevamente el receptor en la superficie celular.

Esto es difícil de visualizar para ti.

Imagina una copa (receptor LDL) que se tapa con una naranja (PCSK9), la metes en el interior del lavavajillas, ello produce que se rompa la copa.

Si retiras la naranja (PSCK9), la copa queda libre para cargar dentro el colesterol malo, que lo introducirá en el lavavajillas, lo limpiará del colesterol y la copa vuelve a salir a la superficie para recibir nuevamente colesterol LDL.

Últimamente se ha aprobado el inclisiran, cuyo mecanismo de acción es reducir el colesterol, que disminuye la síntesis hepática del PCSK9, nueva promesa en el tratamiento de colesterol familiar muy elevado y que escasamente responden a estatinas a dosis máximas.

Finalmente hablaremos del ácido bempedoico (Nexetol, Nilemdo), que bloquea una enzima hepática (trabajador que colabora en algo) que participa en la producción de colesterol. Se usa en determinados casos para reducir al máximo el LDL en sangre. Presenta una ventaja sobre las estatinas, por tener «menos efectos adversos» sobre los músculos. El inconveniente es que sus resultados son inciertos sobre el sistema cardiovascular. El ácido bempedoico se puede usar conjuntamente con estatinas y ezetimiba (Nustendi).

Un último comentario acerca de la lomitapida, nombre comercial Lojuxta, también conocido como Justapid. Se utiliza en la HF (hipercolesterolemia familiar). Su forma de actuación es inhibiendo la trasferencia de triglicéridos al camión trasportador apoB. Este bloqueo reduce la cantidad de colesterol liberada al torrente sanguíneo. Reduce los niveles de colesterol y triglicéridos (el aumento de estos se conoce como dislipemia). El uso se reduce a unidades específicas hospitalarias de tratamiento de grasas.

61. ¿ Cuanto más verde, más vida? Dr. Greger

Michael H. Greger es un médico estadounidense, autor de varios libros. Su foco está en abordar la salud personal y pública basándose en dieta verde, de plantas. Se opone a productos alimenticios de procedencia animal.

¿Por qué?

En su infancia vio cómo su abuela se recuperó de una enfermedad de corazón con una dieta basada en plantas. Admite su creencia y tendencia a lo verde.

Pregúntese usted qué haría, ¿comer menos alimentos insanos o comer más saludable? Es preferible dar fruta gratis en el cole, que permitir comer dónuts. Eso ahorraría dinero a la nación. El problema es de educación, pues si la fruta no reemplaza —en el caso de que se evitara— a la comida perjudicial para la salud, aumentaría más el ansia por comer lo que te niegan.

Si no se prohíbe la comida insana (grasas y azúcares refinados) y se aumenta la ingesta de fruta y verdura, el cambio se produce paulatinamente. El impacto es limitado.

Aconsejar el aumento de consumo vegetal y reducir el alimento de origen animal confiere supervivencia. Sobre este hecho hay evidencias claras que lo constatan.

El beneficio es claro y manifiesto en todas aquellas enfermedades que pudieran adquirirse en la vida; por cuyo hecho, la supervivencia de las personas ante este tipo de comidas es del todo indiscutible.

El modesto cambio merece la pena.

Coma más verde.

62. ¿Quién es William Roberts y su relación con colesterol?

William Clifford Roberts fue el editor jefe de AJC (*American Journal Cardiology*), revista de referencia médica mundial. Era maestro y profesor del Colegio Americano de Cardiología. Su padre, Stewart, cuando él tenía 5 años, sufrió un ataque al corazón, quien falleció pocos años después. Esto le marcó y le influyó en sus decisiones. Su rodaje médico fue muy variado. Adquirió conocimientos sobre autopsias, patología y cardiología clínica. Publicó más de 1600 artículos hasta el día de su fallecimiento, el 15 de junio de 2023), revisados por pares. Por pares significa que 'se valora críticamente lo que escribe, por otros expertos, que no son de la editorial'. No hay conflicto de intereses y mide la rigurosidad científica.

Ha sido un campeón de la prevención. Ni que decir tiene los numerosísimos premios y reconocimientos de todo tipo que le otorgaron.

En septiembre de este año hubiera cumplido 91 años.

Él afirmaba que el factor responsable de la acumulación de la placa de arteriosclerosis era el colesterol; y, sin dudarlo, señalaba como responsable directo al LDL.

Para reducir brutal y drásticamente los niveles de LDL hay que bajar a tope la ingesta de grasas trans, provenientes de procesados y lácteos, las grasas saturadas, que están en la comida chatarra y animal, así como el otro factor, el colesterol de la dieta que dimana de huevos.

63. ¿AMLA y estatinas son buena combinación?

El AMLA o grosella de las indias, incluso deshidratadas, tiene resultados increíbles para el colesterol alto.

Las plantas son un regalo natural para el hombre.

El AMLA forma parte de la medicina ayurvédica (sistema médico de la India que es utilizado desde hace miles de años). Es el producto que más antioxidantes tiene en competencia con la astaxantina y el arándano azul.

Es una fruta sagrada.

Existe un estudio científico (doble ciego), en el cual, al administrar media cucharadita de polvo seco de grosellas de las indias, sucedió que bajó el colesterol entre 35-45 %. ¡¡Esto cuesta céntimos!!

Doble ciego significa que, 'al dar la cápsula con el polvo, ni el médico que hace el estudio, ni el paciente sometido al experimento, saben dónde está el producto a estudiar'.

¿Qué pasa si lo comparamos con una estatina?

El estudio comparativo de eficacia de estatinas frente a AMLA puso de manifiesto una reducción de colesterol del 10 al 15 % de ambos. Se utilizó AMLA extracto patentado. El hecho de la patente de AMLA está frenado, dado que se han de fabricar compuestos, sintetizar e invertir en investigación.

Es increíble saber que AMLA disminuye los niveles de Lp(a). No obstante, quiero resaltar «que se debe tomar bajo asesoramiento médico porque, no solo el AMLA, "sino cualquier otro complemento" pudiera estar contraindicado con algunas patologías que los pacientes presentasen».

En este libro no he comentado nada de lipoproteínas, en aras de su sencillo entendimiento. No obstante, no puedo evitar comunicar que la Lp(a) es una proteína desconcertante, su presencia es un factor de riesgo cardiovascular, viene determinada genéticamente en su fabricación y muy similar a la LDL. La C no está en animales de laboratorio, lo que añade más dificultad para experimentos, pues solo está en primates y erizos. La Lp(a) creíamos que no se vería afectada por la comida, pues sí. Una dieta de vegetales y fruta reduce la Lp(a) y más significativamente si es adicionada con AMLA. En resumen, Una dieta de vegetales y frutas reduce la Lp(a) y más significativamente si es adicionada con AMLA.

64. ¡Es el colesterol, estúpido! William. C. Roberts

Existe una evidencia clara y contundente, procedente de diversas fuentes de información, que demuestran que el LDL (colesterol malo) es el causante de apoplejías, ataques cardíacos y resto de enfermedades relacionadas con el endurecimiento de las arterias.

El colesterol es la causa de la aterosclerosis.

Así lo manifestó mi admirado Dr. W.C. Roberts, quien dijo: «¡Es el colesterol, estúpido!», como expresión común y humorística para describir la frustración que siente una persona respecto a los problemas de colesterol y cómo afecta a su salud. Y Roberts tiene más de 1700 publicaciones en la literatura médica y un *curriculum vitae* de más de 100 páginas. Existen muchos factores de riesgo cardiovasculares. Mas no te dejes engañar. Se debe tener un nivel óptimo de colesterol, principal responsable de todo el sistema catastrófico cataclísmico, y no aceptar valores «normales» que resultan nefastos y nada saludables.

El nivel óptimo de colesterol LDL es el que no causa enfermedad. «No hay placas de colesterol en LDL en 60 mg/dl o menos».

¿Hasta dónde hay que llegar? Sencillamente hasta lo más bajo que podamos.

Menos puede ser mejor. Menos puede ser más vida.

Las dietas con más verde mejoran, en gran medida, las enfermedades cardiovasculares.

65. El ayuno de Daniel, ¿nos dice algo?

Daniel, noble joven judío según la Biblia hebrea, era sirviente del rey Nabucodonosor, importante rey de Babilonia que existió 600 años antes de Cristo. Fue quien destruyó el templo de Jerusalén, creó la torre de Babel y los Jardines Colgantes de Babilonia. Daniel se convirtió en su consejero tras interpretarle un sueño. Fue arrojado al foso de los leones por mantener sus creencias religiosas.

El ayuno de Daniel, personaje bíblico, hace referencia al periodo de tres semanas durante las cuales lo puso en práctica, porque estaba afligido, desolado. Consistió en no comer manjares delicados, placenteros, ni ungirse, ni tomar carne ni vino.

El ayuno de Daniel, como modelo, está al alcance de todos. Vaya por delante, que no pretendo, en ningún momento, influenciar a nadie con el tema de las religiones. Todo lo contrario. Cualquier persona practicante o no de las distintas confesiones religiosas o simplemente ateo, se puede beneficiar de este ayuno.

El ayuno bíblico permite todo tipo de frutas, verduras y granos integrales. Puede consumir leguminosas. En cuanto a semillas y granos puede comerse trigo, avena, nueces, cacahuetes, almendras, pipas, arroz, soya y piñones.

Para beber: agua, agua de fruta y té.

No se permiten carnes, ni aves, ni pescado, ni derivados lácteos. Tampoco mariscos, ni fritos, ni azúcares refinados. Se eliminan grasas y los refrescos. El postre es lo que sirve como final de una comida, pudiendo ser dulce o fruta. No hay postres en el ayuno bíblico de Daniel. Se prohíben los pasteles, galletas, bebidas azucaradas, helados, yogures. Se debe a su contenido en azúcar, lácteos o huevos. Las alternativas a este pueden incluir frutas frescas o desecadas, frutos secos o semillas, jugos de frutas naturales y cereales integrales.

Beber 8 vasos de agua por día.

Se puede apreciar que es un ayuno parcial.

Si bien lo puso de moda una actriz de la película Jurassic Park, su inicial sentido es de conexión con el Dios bíblico. Incido nuevamente en mi deseo de reseñar los beneficios de este ayuno; no influenciar a los practicantes de otras confesiones.

Desde el punto de vista médico, beneficia la salud, pues elimina dulces, procesados, fritos, saturadas y alcohol. Reduce el estrés oxidativo y factores de riesgo cardiovasculares. No obstante, se deben realizar estudios complementarios con aval científico que lo refrenden.

66. ¿Qué relación existe entre actividad física, deporte y colesterol?

Existen evidencias claras en el sentido que la realización de ejercicio, deportivo o no, repetido de modo regular, disminuye el colesterol LDL y aumenta el HDL.

Subir en bicicleta, correr, natación, pasear, son ejercicios aeróbicos, por definición, son movimientos continuos que necesitan oxígeno para llevarse a cabo. Son los más indicados para reducir el colesterol sanguíneo.

La excelencia la consigues con mantenerte físicamente activo.

El ejercicio regular te va a mantener el peso o, al menos, te ayudará a controlarlo, y su práctica repetitiva bajará paulatinamente LDL y subirá HDL. De igual modo, reducirá la presión arterial y el riesgo de aumento de azúcar en sangre.

La actividad puede ser «ligera» (caminar despacio, realizar técnica de bricolaje o jardinería, limpiezas domésticas, baile a su aire, tenis de mesa); «moderada» (andar más deprisa, hacer bicicleta, patinar, tenis, golf) o de «alta intensidad» (correr, subir cuestas llevando peso, baloncesto, fútbol, escalar).

Mi sincera opinión es que se debe realizar actividad ligera o moderada al menos 30 minutos al día, integrado en el plan diario.

El ejercicio te proporciona ventajas, como reducir obesidad, ganar masa muscular, subir el colesterol bueno y reducir el malo, mantener a raya los niveles de glucosa, dilata las arteriolas y baja la tensión, a la larga disminuye el pulso cardíaco, pues trabaja menos y consigue más rendimiento, mejora la función pulmonar. Las articulaciones, músculos y ligamentos lo agradecen, por aumento de flexibilidad, mejora la densidad de calcio óseo y evita, en gran medida, la atrofia muscular.

Únicamente el deporte con elevado estrés físico afecta negativamente a la persona.

Todo ejercicio o deporte debe estar adaptado a tu circunstancia personal. Es concluyente que el ejercicio físico regular sea una píldora mágica.

67. Ejercicio y tiempo para bajar colesterol, ¿qué hacemos?

La AHA (Asociación Americana del Corazón) afirma que debemos realizar como mínimo 150 minutos semanales de ejercicios aeróbicos intensos. Y que sería suficiente para bajar la tensión arterial y el colesterol.

Si tu actividad física es baja, iníciala incrementando el tiempo progresivamente. Con este consejo, y de manera paulatina, te subirá el colesterol bueno (HDL) y te bajará el malo (LDL) y, a la vez, bajarás peso.

Realiza ejercicio físico con la alegría que te permita cantar. Busca el nivel de actividad óptimo.

Si te gusta la tecnología, aprovéchela. Tu teléfono móvil o relojes que cuentan los pasos y el pulso te servirán como monitoreo cardíaco. Usa música motivadora.

Convierte el ejercicio en un hábito y no te excuses. Si lo pospones un día, lo harás dos y, a la postre, lo abandonarás. La continuidad es la clave. Debes vivir convencido de la necesidad vital del ejercicio.

Hay un gran impacto de mortalidad atribuido a la inactividad física.

Recuerda el viejo refrán africano que dice: «La gacela corre para no ser comida y el león se levanta por la mañana y corre para comerla, el que deje de correr, muere».

Tenlo claro, si dejas de pedalear, la bicicleta se para y te caes de la misma.

68. ¿Dormir afecta poco o mucho al colesterol?

Existen estudios que aseguran que la falta de sueño perjudica el nivel de colesterol. Durante el sueño reparamos nuestro organismo. Dormir bien es tan importante como comer bien y realizar ejercicio. Estos tres factores mejoran nuestra calidad de vida.

Cuando duermes mal hay alteraciones del sistema inmune, del carácter, del apetito, de la síntesis de hormonas y de la síntesis de colesterol.

Se considera poco tiempo de sueño si se duerme menos de 6 horas. Exceder de 10 horas es dormir demasiado.

Dormir menos produce menos colesterol bueno. Menos sueño significa impacto negativo. Los genes que regulan el trasporte del colesterol están menos activos. Están más activos durmiendo suficiente.

Dormir demasiado presenta mayor riesgo de síndrome metabólico (sube el colesterol, los triglicéridos y el perímetro abdominal, presión arterial alta y niveles altos de azúcar).

Evita la cafeína desde el mediodía, no uses pantallas brillantes antes de ir a la cama por su poder excitante en el cerebro, relájate con música o meditación o lectura en papel. Bebe infusiones que te permitan descansar mejor.

Ni poco, ni mucho. ¿Qué tal siete horas y media?

Aplicar una correcta terapia de sueño es saludable.

69. ¿Qué dice Walter Willet sobre comer bien? ¿Cuál es el modelo de Harvard?

Walter C. Willet es médico e investigador americano, experto en nutrición y profesor de la Escuela de Harvard. Tiene 78 años. Investigador principal del «Estudio de las Enfermeras II», en relación con enfermedades crónicas. Ha publicado más de 1500 artículos científicos y autor muy citado en medicina clínica. Con sus libros puso en tela de juicio conceptos anticuados en medicina que generaron mucha controversia.

Posiblemente el Dr. Willet sea el nutricionista más influyente del mundo. Es una autoridad mundial.

Comer mal está al alcance de cualquiera.

La revolución en la alimentación debe ser total. Es preciso cambiar el modelo que incluya ejercicio, control de peso y comida sana.

Willet lleva muchos años luchando contra las grasas.

Hace años se impuso una dieta *low fat*, es decir, baja en grasas, sin distinguir entre grasas buenas (las no saturadas, como son aceite de oliva, nueces, pescados) y malas (las saturadas, como carnes rojas, mantequilla, queso, y alimentos procesados). Willet fue el creador del 'plato de Harvard'.

Las enfermedades vasculares dependen de una buena alimentación, mirando también los hidratos de carbono (azúcares) buenos. Los hidratos de carbono buenos son pan de trigo integral, centeno, cebada o quinoa. Los malos son pan blanco refinado, azúcares, repostería, bebidas azucaradas.

Willet afirma que el sistema alimentario saludable mundial y sostenible pasa por «reducir el consumo excesivo de carne roja».

Otro patrón nutricional consistente sería la dieta mediterránea tradicional, que paulatinamente se va tergiversando en el área mediterránea y, sin embargo, se está adoptando adecuadamente en otros entornos mundiales.

El plato de Harvard o plato para comer saludable fue creado por expertos de esta escuela. A su cabeza estaba el Dr. Willet.

Consiste en dividir el contenido del plato en cuatro partes. Alimentos vegetales en su mayoría, con mucha variedad, a su izquierda (verdura y fruta). En la parte inferior izquierda inserta las frutas de todos los colores. A su derecha, gran variedad de cereales integrales, sobre 25 %, donde intentaremos evitar los granos refinados. En su parte inferior derecha, otro 25 %, situaremos las proteínas, pescados, aves, legumbres y nueces, donde disminuiremos el consumo de la carne roja. Abstente del beicon, embutidos y otras carnes procesadas.

El aceite que hay que consumir es de oliva, el mejor es el extra virgen, o el aceite de canola.

Limita, y si puedes evitar, mejor, el consumo de mantequilla y grasas trans.

Para beber, agua, té o café, con poco o nada de azúcar.

Leche y derivados lácteos, dos raciones por día.

Sin bebidas azucaradas ni gasificadas. El plato de Harvard recomienda evitar bebidas con gas, con colorantes, sabores o conservantes artificiales, dañinas para la salud, especialmente para los niños

70. ¿Qué desayuno si tengo colesterol? Beicon, panceta y colesterol, ¿puedo, Doctor?

Vamos a ser claros. Hay mucho donde elegir. Fruta fresca. Avena o copos de avena con leche semidesnatada y otros cereales ricos en fibra o salvado. Aguacate untado en tostadas integrales. Puñadito de nueces o almendras crudas y un café largo. Tostada de integral con aceite de oliva extra virgen y rociado con una cucharadita de tomate crudo. Tostada integral con sardinillas y tomate crudo en lonchas o rayado, o bien atún con tomate. Semillas de chía combinadas con fruta o yogur. Incluye también té verde.

Personalmente no como nunca panceta ni beicon. Recuerdo que mi padre decía que la panceta era el jamón del pobre. Esto no es ciencia, solo una observación personal.

Se desayunaba un bol de frutas y pan. Vivió 94 años.

El beicon es panceta ahumada. La panceta proviene de la parte muscular del vientre del cerdo. Prácticamente es piel y tocino. Este es un alimento con alto contenido en grasas saturadas

Pasará factura al incrementar riesgos vasculares.

Date el regalo de empezar bien el día.

71. ¿Dónde está el ácido esteárico y qué relación tiene con el colesterol?

El ácido esteárico es un ácido graso saturado, presente en la grasa de los animales y vegetales.

Se obtiene de grasas animales con agua a alta presión y con hidrogenación de aceites vegetales (manteca de cacao).

En alimentos comunes el mayor porcentaje se encuentra en la carne de vaca picada, después en la mantequilla y finalmente en los huevos. Suele estar presente en chocolates.

Es el segundo ácido graso saturado más consumido en Occidente. El primero es el ácido palmítico, que comentaremos en otra pregunta.

Parece ser que presenta un efecto neutro sobre los triglicéridos, colesterol total, HDL y LDL. Si se tuviera que dar una explicación, diríase que se absorbe de manera poco eficiente.

Estudios de 14 años de seguimiento en mujeres, platean que el ácido esteárico se asocia con un riesgo moderado de sufrir enfermedades cardiovasculares y diabetes.

No es prudente promover su consumo.

Dada la facilidad de absorción en la piel, también se emplea en la elaboración de cremas hidratantes y otros productos relacionados con la cosmética.

72. ¿Qué me dice sobre los ácidos grasos?

Si bien esta pregunta es redundante sobre la pregunta 21, no me importa volver a incidir nuevamente en su explicación.

Los ácidos grasos son moléculas naturales. Sirva de comparación un «tren», cuya parte de «locomotora» sería el componente ácido y el resto, los «vagones» que finalizarían la molécula completa. Si los «vagones» se unen por doble o triple cadena se llaman «insaturados» y si van unidos por una sola cadena se denominan «saturados». Los químicos los representan así: R-COOH. R sería el resto de «vagones» y COOH la «locomotora». Siguiendo con el ejemplo, la parte de los vagones rechaza el agua y la locomotora no; por tanto, pueden y tienen doble comportamiento.

Aproximadamente, existen 25 ácidos grasos saturados y 22 ácidos grasos insaturados.

Es importante reseñar que existen ácidos grasos (los omega 3 y omega 6) que el organismo no puede fabricar y, por consiguiente, debe obtenerlos a través de la alimentación.

Los alimentos ricos en omega 3 incluyen pescados grasos, como el salmón, el atún, la caballa y las sardinas. También encontrarás omega 3 en las semillas de chía, las semillas de lino, las nueces, almendras y, en menor medida, en las espinacas y el tofu.

En cuanto al omega 6, nosotros somos mamíferos y no podemos sintetizar dichos ácidos. El listado por orden de importancia incluye aceite de cártamo, con un 75% de ácido linoleico, aceite de girasol, aceite de maíz, aceite de germen de trigo, aceite de soja, aceite de sésamo, nueces también fuente de omega 6, semillas de cáñamo, semillas de girasol, mantequilla de cacahuete.

Los ácidos grasos tienen un papel importante para dar energía, calorías a nuestro cuerpo y formar las estructuras de las células. Son precursores de hormonas, de sistemas de inflamación y coagulación en la sangre.

Las grasas trans serían como el «vagón» torcido y los que van por detrás están fuera de la vía. Son nocivas totalmente.

Unas pocas pinceladas más. La mantequilla tiene un 54 % de saturadas, le siguen estas grasas vegetales: las de coco, que superan supera el 85 % y palma, el 45 %. Entre los ácidos grasos monoinsaturados tenemos el de oliva, 69 %, y el de colza o canola, con 64 %. Entre los ácidos grasos poliinsaturados: germen de trigo, cártamo, girasol y maíz.

El aceite de oliva, rico en ácido oleico, que es un tipo de ácido graso omega 9 beneficioso para la salud del corazón. El omega 9 se encuentra también en las nueces, almendras y aguacates.

La asociación americana de corazón (AHA) aconseja que el aporte calórico de la ingesta de grasas no supere el 30 % del consumo energético diario. La mitad debe ser omega 9 (oliva, por ej.), una cuarta parte omega 3 y 6, y otra cuarta parte ácidos saturados.

Se debe equilibrar la proporción de ingesta prácticamente por igual de omega 3 (ej.: salmón, aceites de linaza, lino) y omega 6 (aceites girasol, maíz, cártamo y soja, nueces y frutos secos). El predominio de los omega 6 sobre los omega 3 da lugar a una tendencia proinflamatoria en todo el organismo.

73. Doctor, ¿cómo afecta la levadura roja de arroz?

Es frecuente en clínica que los pacientes me consulten sobre este particular, muchos de ellos reticentes a tomar medicación por sus elevadas cifras de colesterol y prefieren tomar levadura roja de arroz a medicación convencional.

La anterior levadura se obtiene fermentando arroz con un hongo llamado **Monascus purpureus**. Esto da un compuesto químico, que es la monacolina, que inhibe la síntesis hepática de colesterol. Es, por ende, una estatina natural. La pega que presenta es la falta de estándares comerciales de monacolina, por cuyo hecho, los resultados son variables. Existe duda sobre si la levadura roja contiene histamina y puede dar lugar a reacciones alérgicas. Además, existe mucha variabilidad de monacolina contenido en cápsulas comerciales. La monacolina es la primera lovastatina que salió al mercado. Se debe tener cuidado con las cápsulas de levadura roja de arroz, pues ocasionalmente pueden ir contaminadas por una sustancia llamada «citrina», que es una micotoxina, con resultado tóxico renal en animales. La dosis efectiva de monacolina es de 10 mg en sujetos con aumento de colesterol. Personalmente no la recomiendo. Para efectividad ya tengo purificadas las estatinas farmacológicas. Además, me remito de nuevo a las recomendaciones que anteriormente he hecho, referente a la conveniencia de consultar a un especialista para que nos asesore antes de tomar la iniciativa de consumir complementos, como así consta también en la pregunta 63.

74. ¿Cuál es la estadística actual de enfermedad y muerte en relación con el colesterol? ¿De qué se muere la gente?

Recurro habitualmente a acrósticos (letras con las que se forman palabras), para definir o enseñar muchos conceptos.

En este caso, en las estadísticas de enfermedades y fallecimientos en el mundo occidental, suelo comentar que los orígenes de enfermedad y muerte son las cuatro «ces», que a continuación enumero.

Yo elevo mi mano izquierda, la pongo en semiluna, la muevo cuatro veces para remarcar y las comento. Primera: COVID. Segunda: cardiovascular o colesterol. Tercera: Cáncer. Cuarta: casuística variada.

Hasta hace 20 años, en medicina se toleraban cifras totales de colesterol, alrededor de 240-250 mg. ¿De qué se moría la gente en occidente? De las mismas causas que 10 años después y actualmente.

Con el tiempo se ha ido rebajando poco a poco el colesterol total. La población general tenía el mismo asesino. De hecho, en la actualidad, aún veo tolerancias en mi profesión, cuando algunos profesionales manifiestan que no pasa nada en cifras superiores 200 mg del total, sin siquiera valorar otros factores de riesgo vascular, como pudieran ser la hipertensión y la diabetes, así como haber tenido otras afecciones previas, como infartos, ictus, una angioplastia en la que se hubiera necesitado la colocación del algún estent o bien una insuficiencia renal que, por sí misma, también es un factor de riesgo para el desarrollo de alguna patología cardiovascular. «Incluso aceptan niveles de colesterol malo, como si nada».

En 2019 el colesterol fue el responsable de la «cuarta parte de las muertes» de origen cardiovascular en nuestro país.

Después de la COVID-19, el grupo de enfermedades cardiovasculares es el mayoritario en España y en el resto del mundo. El INE da la cifra de 119 853 fallecimientos por esta causa cardiovascular.

El citado organismo da cifras como: defunciones en el año 2020, de las cuales el 24,3 % se debieron patologías cardiocirculatorias y el 22,8 % a tumores. El resto lo fueron por otras circunstancias.

En España, en el año 2022, fallecieron 120 572 personas por enfermedad cardiocirculatoria. Esto supuso un 26 % del cómputo total de defunciones, por delante de los tumores, que representaron un 24,8 %, seguido de procesos respiratorios, que sumaron un 9,3 %.

No pretendo abrumar con cifras. Tan solo resaltar la clara relación colesterol alto/enfermedad y muerte, así como la inconsciencia profesional, social, administrativa y personal. Afortunadamente, no todos siguen esta línea de opinión.

Más del 80 % de los pacientes europeos con patología cardiovascular no cumplen con los objetivos de colesterol que recomiendan las guías médicas.

Más de la mitad de la población presenta cifras de colesterol elevadas. Y aquí no pasa nada. Pensamos que eso le pasará al de enfrente, a mi vecino u otro, no a mí. Hasta que te explota el problema en las manos.

En la Unión Europea, las enfermedades cardiovasculares y los cánceres son las principales causas de muerte.

La OMS en 2019 afirmó como causa principal de defunción en el mundo, 3 grandes motivos: cardiopatías isquémicas, accidentes cerebrovasculares y luego respiratorias. Se pasó de 2 millones a 8,9 millones de defunciones.

Del 2000 al 2019, en países de ingresos mediano-altos, la mayor incidencia de defunciones fue por cardiopatías isquémicas (no entra bien la sangre por las vías coronarias, que la trasportan alrededor del corazón) y accidente cerebrovascular (no entra o se obstruye el paso la sangre en parte del cerebro o se rompe alguna «tubería»).

¿A qué estamos esperando?

Debemos reducir el impacto del colesterol elevado en nuestra sociedad para mejorar calidad y expectativa de vida.

¡Has venido a este mundo a vivir, no te distraigas!

75. ¿Qué hacemos con el aceite de palma?

El aceite de palma es de origen vegetal. Se obtiene de la fruta de la palma y tras el aceite de soja es el segundo en volumen de producción en el mundo. Rico en vitamina A y E.

Es ácido graso saturado en un 40-50 %, también tiene monoinsaturados y poliinsaturados. Contiene ácido palmítico, en un 44 %, aumenta los niveles de colesterol y contribuye, según la OMS, al desarrollo de enfermedades cardiovasculares. Se comercializa muchísimo en el mundo, sobre todo Malasia e Indonesia. Después están como productores principales Argentina, USA, Brasil y la Unión Europea.

Sobre todo, en la sociedad española está presente en alimentos chatarra y procesados; galletas, bollería, salsa, helados, bombones, chocolatinas, aperitivos dulces, palitos, *snacks* salados, empanadillas. Desde 2017 se debe informar por imperativo de legal, específicamente el tipo de aceite que llevan.

Se discute si es más perjudicial que otros aceites o grasas de uso alimenticio.

La leche materna es rica en palma y la maternizada (leches de fórmula) tiene ácido palmítico. En la leche humana aparece como beta palmitato con influencia positiva en la metabolización de otros ácidos grasos, formar hueso, dar consistencia a las heces y un efecto positivo en las bacterias buenas del intestino infantil.

El ácido palmítico también se encuentra en la carne y los huevos. Sirve como molécula de señalización, que reconoce el receptor CD36. El receptor CD36 es un policía o guardia de seguridad, permite o no la entrada a la célula. La proteína CD36 se encuentra en la superficie celular, consiente la absorción de grasas de cadena larga, fosfolípidos y LDL. La grasa se introduce y se multiplican las células tumorales. Se conoce el efecto potenciador de metástasis asociado a consumo de grasas.

Las metástasis de un cáncer se detienen cuando se bloquea el CD36. Los tumores sin CD36 no se desarrollan. Se interrumpe la progresión de un cáncer. La CD36 desempeña un importante papel en el crecimiento tumoral, por la formación de nuevos vasos. A las células cancerosas les encantan grasas y colesterol. No hay que darles.

Te voy a contar un pequeño experimento: si añadimos una gota de sangre que contenga ácido palmítico, de una persona que sigue dieta occidental, sobre células cancerosas que están en una placa de Petri (recipiente similar a un plato llano, pequeño y trasparente, habitualmente usado en laboratorio), las referidas células se multiplican en mayor manera.

Imagínate tener un cáncer oculto y que el ácido de palma te facilite el desarrollo de una metástasis (cáncer en otro sitio del cuerpo humano).

Los alimentos con palmítico, junto a grasas saturadas presentes en carne y huevos, así como en otros alimentos, promueven metástasis de cáncer, mediante el receptor CD36, y, además, afecta a la salud cardiovascular. Mi sugerencia es que te olvides de usar aceite de palma, palmiste y toda su familia.

76. ¿Es bueno el aceite de coco para el colesterol?

El aceite de coco es un aceite vegetal, también llamado manteca de coco. Según las Escuela Pública de Salud de Harvard, el contenido de ácidos grasos saturados del coco es de 88,8 %; monoinsaturados, 6,2 % y poliinsaturados, 5 %. Sería casi un 90 % de ácidos grasos saturados. Se usa en cosmética y en alimentación. Es de difícil enranciamiento u oxidación.

Contiene una gran proporción de ácido láurico y al aumentar tanto el HDL (el bueno) como el LDL (malo), le crea un perfil algo más favorable. No obstante, no excluye la posibilidad de que su uso habitual pueda elevar el riesgo vascular. Es prudente su uso en pequeñas cantidades.

El mito de que el aceite de coco es una alternativa en cocina saludable, debes desterrarlo, pues su grasa saturada supera a la de la mantequilla. Su beneficio pudiera deberse a que contiene triglicéridos de cadena media (otro tipo de grasa). Usa el *coco oil* para cosmética.

77. Oles, oles y oles. ¿Esteroles para los colesteroles?

El esterol más común en animales y humanos es el colesterol. Las plantas contienen fitoesteroles.

Recuerdo una palabrota de mi época de estudiante que era esta: ciclopentanoperhidrofenantreno. Eso es un esterano. Sería como tres casitas de abeja juntas.

Te informo que el consumo diario 2-3 meses de esteroles/estanoles reduce el colesterol LDL.

Actúan compitiendo, reduciendo o frenando la absorción de colesterol en el intestino, bien de la ingesta, bien del colesterol fabricado que segrega al tubo digestivo por el conducto de la bilis. Esto se consigue por su estructura similar a la de colesterol humano. El esterol que se ingiere como alimento forma unas balsitas llamadas «micelas», que hacen que se chupe menos colesterol.

En la comida habitual están presentes en verduras, frutas, germen de trigo, girasol, frijoles, alimentos integrales. A pesar de tener un alto grado de efectividad suelen resultar insuficientes para reducir de forma notable el LDL

Se precisa diariamente de 2-3 g de esteroles/estanoles vegetales para bajar el LDL, de ahí que se toman como suplementos alimenticios o como añadidos a algunos alimentos (lácteos).

Los esteroles vegetales están presentes en almendras y alubias. En frutas y verduras se encuentran en las lechugas, tomates, plátanos, manzanas y maíz.

Puedes utilizar también alimentos funcionales que, por su composición química, son beneficiosos para la salud. Los encontrarás en el supermercado. Evito enumerar nombres comerciales.

Su exceso no reporta beneficios. Cuidado si los tomas continuadamente, dado que puede reducir la permeabilidad de vitaminas liposolubles (que se disuelven en la grasa).

78. ¿Hay nuevas guías para tratar colesterol sin estatinas?

El Colegio Americano Cardiología, siempre con existencia de evidencia, la Sociedad Española de Arteriosclerosis y numerosas sociedades científicas de rango internacional generan documentos sobre consejos claros y útiles en los que se detallan recomendaciones para reducir el colesterol y el riesgo vascular.

Se refieren a estudios de antecedentes familiares; estudios en consulta y solicitud de pruebas médicas, y otras patologías que pudieran ser motivo de evaluación, hábitos de vida y dieta.

De todo ello, ¿qué te puede interesar a ti?:

El control de tu peso y la presión arterial.

Mira que tus análisis estén normales: función del hígado, de la tiroides, diabetes y del riñón.

Observa cómo están los niveles de colesterol y sus fracciones HDL y LDL.

Cuestiónate si tu dieta es mediterránea o rica en grasas saturadas.

Cuantifica la cantidad de alcohol ingerido a la semana.

Pregúntate y anota el ejercicio físico que realizas por semana.

¿Todavía sigues fumando?

¿Cuánto mide tu cintura?

¿Qué guías o recomendaciones suelen darse? Son las siguientes:

1. Adherirse a un patrón de alimentación de tipo mediterráneo donde se consuman aceite de oliva y nueces, que resulta más importante que una «dieta baja en grasas», que ofrece menor protección vascular. Por tanto, aferrarse con solidez a una dieta saludable es primordial.

2. Consume pescado o marisco, 3 veces por semana.

3. 3. Puedes ingerir carne blanca o magra, sin grasa visible, evitando las procesadas (beicon, salchichas, embutidos).

4. La restricción de lácteos no tiene una importancia particular, salvo la grasa láctea concentrada, como mantequilla y nata. Puedes comer queso fresco.

5. En cuanto al uso del huevo se seguirán los patrones razonados en respuestas anteriores y en las que posteriormente analizaremos.

6. Las legumbres y los cereales de grano entero se asocian a una reducción notable del riesgo de enfermedades cardiovasculares. Legumbres, cuatro días por semana.

7. Verduras y frutas, 4-5 raciones día. Existe evidencia de disminución de riesgo.

8. Frutos secos (avellanas, nueces, almendras, pistachos, anacardos, macadamia, piñones), 30 g recomendables para el control de colesterol y salud en general. También cacahuetes.

9. Chocolate: mejora los factores de riesgo y reduce patología cardiovascular, si su pureza es mayor del 70 %.

10. Anula las bebidas azucaradas, dado que aumentan las enfermedades vasculares, producen obesidad y diabetes.

11. No promover el consumo de alcohol.

12. Café y té, ricos en polifenoles, presentan una evidencia de alto nivel para reducir enfermedades cardiovasculares.

13. Puedes usar alimentos funcionales con esteroles vegetales, fibra soluble.

14. Los omega 3 a dosis farmacológicas disminuyen los triglicéridos.

15. Se recomienda dieta baja en sal, menos de 5 g /día.

16. Grasas: aceite oliva virgen. Evitar freír con aceite de semillas.

17. Preparación de comidas: cocidos, a la plancha, rehogados.

18. Actividad física: adaptada a cada individuo. Poco es mejor que nada para mantenerse en buen estado de salud. El ejercicio debe ser estructurado, repetitivo, planificado y siempre con una buena predisposición en pro de nuestro bienestar físico.

19. Las guías europeas para la prevención primaria cardiovascular «no recomiendan sistemáticamente "el uso de la aspirina infantil" por elevado riesgo de sangrado».

20. Los suplementos vitamínicos no han demostrado beneficios cardiovasculares.

79. Marisco y colesterol, ¿qué puedo?

Los mariscos se clasifican en crustáceos y moluscos y estos, a su vez, en cefalópodos y otros más.

Las gambas, langostinos y cigalas son mariscos del tipo crustáceos, y los tres que más colesterol tienen. Sobre todo, en la cabeza. Mi recomendación personal es no comerla ni chuparla, dado que en ella hay metales pesados, como el cadmio, que nos resultarían tóxicos.

Contienen menos colesterol, siguiendo con los crustáceos, el bogavante, la langosta, los cangrejos y las nécoras.

Le sigue con menos colesterol que el grupo anterior de crustáceos, las familias de moluscos cefalópodos, como calamar, pulpo, pota y sepia.

La almeja, mejillón, berberechos, vieira y ostra presentan menos contenido de colesterol que los otros moluscos.

Los moluscos tienen menor proporción de colesterol que los crustáceos y cefalópodos. Las huevas de sepia presentan una elevada cantidad de colesterol, según la USDA National Nutrient Database Estandar Reference. Ojo al caviar, por su elevada cantidad de sal y de colesterol, 440 mg/100 g.

Existe un mecanismo de autorregulación que pone límite a la absorción de colesterol, como un dispositivo natural compensatorio del exceso. No admite más del que está dispuesto a triturar, a metabolizar. Es autogestión. Limita la absorción al 25 % y el hígado realizará la síntesis necesaria para cubrir las necesidades del organismo.

No todo es nocivo en el marisco, pues además de su contenido de colesterol, también es rico en omega 3, como grasa buena.

Las almejas son uno de los mariscos que tienen poco colesterol y alto poder nutricional, y por su contenido en zinc estimula el sistema defensivo y aporta otros minerales esenciales.

Se debe conocer también que la ingestión de marisco eleva la cantidad de ácido úrico en sangre. El ácido úrico debe ser eliminado por vía renal. Su elevada concentración en orina puede dar lugar a arenillas y a piedras, y que se alojan en riñones y vías urinarias y son dolorosas dada la dificultad y el esfuerzo en eliminarlas. Por otro lado, los cristales de ácido úrico se van depositando en las articulacion es, con la consiguiente erosión e inflamación de estas. El aumento de ácido úrico también es perjudicial para la salud cardíaca, por dar insuficiencia de esta en relación con quienes no lo presentan.

80. La paella y su relación al colesterol.

Como dijo Baltasar Gracián, jesuita del Siglo de Oro: «Lo bueno, si breve, dos veces bueno».

Considerando la auténtica paella valenciana, cuyos elementos son arroz, aceite, pollo, conejo, judías verdes, tomate, garrofón, azafrán, sal y agua, debo decir que, una vez terminada, «está libre de colesterol». Forma parte de la sublime dieta mediterránea. No es arroz con cualquier cosa.

La paella valenciana aporta hidratos de carbono a través del arroz, fibra en la verdura por las judías, proteínas con la carne de pollo y conejo. El aceite de oliva permite su aportación de ácidos grasos monoinsaturados. Es el oro amarillo. Insuperable.

Delante del plato de paella, la estrella es la ensalada y los comensales, rodeándola.

81. Soy vegano, y ¿qué pasa con el colesterol?

Existe evidencia demostrativa de que vegetarianos y veganos tienen un riesgo menor de sufrir enfermedades cardiovasculares en orden al 30 %. Presentan una media de 30 % menos de colesterol sanguíneos que los carnívoros.

Consumir vía dieta granos, cereales, integrales, verdura y fruta condiciona menor aporte de colesterol.

Puede darse el caso que un vegetariano y un vegano tuvieran colesterol alto. Es posible que se deba a causas genéticas, poligénicas, o a la ingesta de grasas saturadas.

Las personas veganas y vegetarianas suelen ser más longevas.

No entraré, a propósito, en matices en las formas de ovovegetarianismo, lacto vegetarianismo, apivegetarianismo, pollotarianismo, pescetarianismo, crudiveganismo, veganismo ético y dietético y el medioambiental.

Sabemos que los azúcares, harinas refinadas, grasas trans, alimentos vegetales de escasa calidad nutricional pueden dar colesterol alto en personas veganas. Si se basa la alimentación en grasas sanas, hay que huir de la grasa de palma y la de coco, y sí ingerir fibra, fitoesteroles, alimentos frescos, frutas y verduras, que sí reducen el colesterol total.

Vigila los aportes suficientes de vitamina B12, de vitamina D3 y grasas poliinsaturadas omega 3.

Una dieta vegetariana a largo plazo repercute de modo importante y favorable en la salud. Existe evidencia de disminución de mortalidad por enfermedad cardiovascular y, por otro lado, reduce el riesgo de desarrollar determinados tipos de cáncer.

82. ¿Cuánto colesterol fabrica el hígado al día?

El colesterol procede de dos fuentes: de la que comemos y de la que fabricamos. La síntesis de colesterol interior se lleva a cabo en el hígado, fundamentalmente por la noche, en el descanso, que es cuando nos reparamos.

Solemos fabricar entre 800 y 1500 mg de colesterol por día. El resto de colesterol es de procedencia exterior.

Existe un mecanismo de retroalimentación, de autorregulación perfecta, consistente en que, si aumenta el consumo, la formación de colesterol interna disminuye y permite que el nivel de colesterol permanezca constante.

Lo que se debe evitar es la presencia de exceso de colesterol en sangre, bien modificando la ingesta y/o reduciendo la síntesis por parte del hígado.

La biosíntesis de colesterol sigue un ritmo día/noche, llamada circadiano, principalmente entre las 12 a. m. y 6 de la mañana. Ello condicionará que la medicación para el colesterol debe tomarse por la noche.

83. ¿Existen piedras (cálculos) de colesterol?

Nuestro hígado sintetiza colesterol. Se vacía por el conducto biliar, formando parte de la bilis. Se almacena temporalmente en la vesícula biliar. Por acción de una hormona llamada «colecistoquinina» se contrae y se vacía. Colecistoquinina procede del griego y quiere decir: *cole* es 'bilis', *cisto* es 'bolsa', quinina, que 'la mueve'. La bilis está compuesta por colesterol, sales biliares y bilirrubina. La bilis actúa como un jabón disolvente de grasas en el duodeno, permitiendo la absorción de estas. Cuando ingerimos la grasa, en determinada zona del aparato digestivo alto, un sensor la capta, suelta colecistoquinina, avisa a la vesícula biliar y esta se contrae, soltando bilis para absorber grasa en el tubo digestivo alto.

La proporción de los distintos componentes de la bilis ha de ser la adecuada. Si la concentración se modifica, se puede dar el fenómeno de concentración y dar lugar a cálculos o piedras de diferentes tamaños. De este modo se forman cálculos de colesterol, que son de color amarillo, amarillo verdoso. Estos, de color oscuro, son de bilirrubina, que es otro componente de la bilis.

Los médicos denominamos «colelitiasis» a los cálculos o piedras biliares en la vesícula.

Son más frecuentes en mujeres, en personas obesas y en las que han realizados dietas rápidas de adelgazamiento. Entre un 10 y un 15 % de la población puede presentarlas. Aún recuerdo las reglas de las 4 «efes» (*female, forty, fertility, fat*): mujer, cuarentona, fértil y obesa nos informa de una alta posibilidad de la presencia de colelitiasis. También pueden presentarlo si toman anticonceptivos o si hay predisposición genética familiar o de raza.

En determinadas anemias especiales, concentraciones altas de triglicéridos, otra grasa de la sangre (véase pregunta 47), diabetes, en obesos sometidos a cirugía para adelgazar, dieta con muchas calorías y bajas en fibra, son situaciones facilitadoras de formación de cálculos biliares.

La solución para eliminar los cálculos biliares en vesícula es quirúrgica y depende de cada situación particular.

84. ¿Qué pasa con la leche y sus derivados y colesterol?

La leche de vaca entera tiene 3,5 % de materia grasa, la semidesnatada 1,8 % y la desnatada un 0,8 %.

Las grasas en ellas contenidas permiten disolver vitaminas llamadas «liposolubles».

Las grasas lácteas contienen un mayor porcentaje de grasas saturadas que podrían aumentar el colesterol LDL.

Es aconsejable sustituir la leche entera por la desnatada, que apenas lleva grasa.

Sabemos que las grasas saturadas presentes en la carne, mantequilla, queso, nata y otros productos lácteos ricos en grasa suben el colesterol total.

Entre los productos lácteos para personas con colesterol alto se recomiendan lácteos enriquecidos con omega 3, requesón, queso fresco de Burgos y sustituir la entera por desnatada.

La leche con fibra servirá para evitar estreñimiento.

La leche de cabra tiene 11 % de colesterol, si bien es más digestiva que la de vaca y tiene menor contenido en lactosa.

85. ¿Cuándo se fabrica el colesterol en el organismo?

Fabricamos internamente el colesterol en el hígado y está vinculado a las necesidades de nuestro organismo. El hígado es el actor principal.

Solo fabricamos 2 g de colesterol. De ellos, aproximadamente el 50 % del colesterol fabricado (1 g aproximadamente) es convertido en ácidos biliares y se elimina por el conducto biliar al duodeno; por tanto, se realiza durante el día. Sirve como jabón para disolver la grasa de la comida y su absorción por el intestino. Al absorberse el colesterol que ha sido eliminado por vía biliar y reabsorbido por el intestino delgado, se inhibe una enzima (HGM CoA), que frena la síntesis de colesterol.

La otra parte se fabrica durante la noche.

Conociendo el momento, podemos influir en la fabricación y absorción de colesterol con procedimientos alimentarios (fitoesteroles y estanoles, por ejemplo) y farmacológicos (ezetimiba y estatinas).

Diremos de paso que hay síntesis de colesterol en menor cantidad en la glándula suprarrenal, la que hay encima de los riñones, en las glándulas sexuales, en el intestino, en el cerebro, músculos y tejido graso.

Cuando hay restricción calórica en la dieta, se da el mayor efecto en la reducción de síntesis.

El colesterol cerebral va por libre. Las células gliales sintetizan y segregan colesterol. Si hay exceso de colesterol cerebral se elimina vía sanguínea tras su conversión en hidroxicolesterol.

86. ¿Cuánto colesterol puedo comer al día?

Una dieta saludable nunca debe superar los 300 mg de colesterol por día y, de este modo, las distintas fracciones estarán niveladas.

Se consigue ajustando nuestra alimentación.

Si limitamos quesos muy curados, carnes grasas, fiambres, embutidos, mantecas y yemas, impediremos que el colesterol sufra grandes aumentos. Se deben sustituir las grasas saturadas, que son las que se hallan en los alimentos detallados anteriormente, por grasas monoinsaturadas y poliinsaturadas. Ya sabemos que aproximadamente el 20-25 % del colesterol es de procedencia exógena y el resto es de fabricación interna. Cuando se ingiere colesterol, por un mecanismo de retroalimentación, de frenado, se suele producir menos para compensar.

Es claro y determinante que el ingerir muchas grasas saturadas produce el aumento de lipoproteínas de baja densidad (LDL).

Si bien, la Asociación Americana del corazón (AHA) realizó estudios y no encontró una relación significativa entre el colesterol de la alimentación y el riesgo cardiovascular; ahora bien, «claramente existía si el nivel promedio de ingesta era superior hasta tres veces».

Es prudente que vigiles la cantidad de grasa que ingieres y el tipo de la misma, de este modo, conseguirás que el colesterol esté en niveles adecuados.

El equilibrio es una virtud.

87. ¿Cuánta yema de huevo puedo tomar por día?

Existe una gran controversia. Un huevo tiene alrededor de 186 mg de colesterol, si es grande 212 mg, que representa el 62 % de la dosis recomendada diaria. La ingesta total de colesterol al día no debe sobrepasar 300 mg. El meollo de problema es lo que suele acompañar al huevo, como salchichas, tocino, embutidos, queso y demás alimentos de alto contenido en grasa saturada. Podríamos decir que se puede comer un huevo por día si reduce el resto de ingesta de origen animal.

No te hablo solo de nutrientes individuales, sino que debe centrarse en categorías de alimentos saludables.

Los huevos aportan proteínas de alta calidad. Sobre todo, en mayor cantidad, las claras son una fuente excepcional. Estándar de oro para evaluar la calidad de las proteínas de otros alimentos.

La yema contiene proteínas, en menos cantidad que la clara, grasas, minerales y vitaminas.

De un huevo, que es como una semilla, como una célula gigante, saldrá una hermosa ave, si es alimentada adecuadamente.

Alrededor de tres huevos, promedio por semana, no representa problema de salud.

La sustitución de grasas saturadas por otras más sanas representa un beneficio para la salud cardiovascular. Es cuestión de cambiar a patrones de alimentación más beneficiosos.

Sobre el tema del huevo debes saber que existe una presión mediática e incluso jurídica entre las distintas sociedades científicas y la sociedad americana del huevo, quienes mantienen diferencias de criterio y de las cuales, sinceramente, me abstendré de opinar.

La yema es rica en luteína, vital en impedir la degeneración macular de la retina.

De paso te comento que el huevo es rico en colina. La colina es necesaria para la actividad de neurotransmisión cerebral, a través de la acetilcolina, molécula fundamental en cuestiones de la memoria. Por otro lado, el alto consumo de colina a través de la dieta y altos niveles de esta en sangre, han sido relacionados con cáncer de próstata. Las proteínas y colina de la alimentación se convierten a trietilamina por el paso por el tubo digestivo. Esta sustancia es la responsable de promover la progresión del cáncer.

Me recuerda esto a la ingestión de productos ahumados.

En la moderación está la virtud.

88. ¿Las hamburguesas tienen colesterol, doctor?

La carne contribuye en aumentar el aporte de grasa saturada al organismo.

El queso es otra fuente de grasas saturadas en la hamburguesa.

Las patatas desde luego que no, aunque sean fritas. Las comerciales de bolsa pueden aportar grasas trans que son nocivas y en menor grado las fritas en sartén cocinadas en casa. En general es mejor freír las patatas con aceite de oliva en vez de aceite de girasol alto oleico, pues tolera más altas temperaturas, quedan crujientes y tiene sabor más rico.

Las patatas fritas no tienen colesterol; sin embargo, pueden ser fuente y aporte de grasa trans, que son del todo perjudiciales. A esto se añade el alto contenido en sal. Las grasas trans se producen al hidrogenar parcialmente los aceites vegetales. Las trans no son saludables. La AESAN (Agencia Española de Seguridad Alimentarias y Nutrición) estableció un límite máximo de 2 g de grasas trans por 100 g de alimento.

Te explicaré brevemente lo más simple que me sea posible, cómo las grasas saturadas y las trans hacen su trabajo sucio.

Tenemos un timbre o pulsador llamado PGC-1 beta que en la historia de la humanidad no nos afectó. Hasta que hubo abundancia de nutrientes. Cuando las saturadas, las trans, los lácteos enteros y otras grasas de «la lista negra» llegan al hígado, tocan o activan el pulsador o timbre PGC-1 beta, el cual desencadena o pone en marcha mecanismos dentro del hígado a producir LDL. Ese es el quid de la cuestión.

Este conocimiento supondrá, en un futuro, un reto farmacológico para el tratamiento del aumento de colesterol. Ya entendemos mejor por qué algunos alimentos son perjudiciales y otros no lo son.

El aceite de girasol alto oleico con elevado porcentaje de este ácido graso saludable, como grasa monoinsaturada, puede ayudar a reducir enfermedades cardíacas. Presenta un sabor neutro. Por el contrario, el aceite de oliva da un sabor más fuerte y es más caro.

En función del tipo, cantidad de carne y de queso, los niveles de colesterol que se aportan en la ingesta pueden variar mucho.

Por cada 100 g el queso chédar aporta 9 g, frente al queso americano con tan solo 7 g; el Roquefort y el Brié, cada uno de ellos, 8 g.

La mozzarella aporta menos, tan solo 6 g.

La carne fundamentalmente aporta tres nutrientes: proteínas, hierro y vitamina B12. El tema es que, si se fabrica triturada y adicionada de tocinos u otras grasas, supone un aporte suplementario de grasa saturada.

Una hamburguesa con queso aporta alrededor de 50 mg de colesterol. Si es de cuarto de libra la cifra se duplica.

89. ¿Qué pasa con las pizzas?

Pizza, alimento de alto consumo mundial. Delicia y pasión de los niños. ¿Son saludables? La respuesta es que depende de los ingredientes adecuados. En nuestra casa estamos seguros de los componentes que aportamos y su calidad. En un establecimiento comercial, la cosa cambia.

Los ingredientes como marisco, quesos, jamón, salami y beicon aportan grasa saturada. Los que añaden atún, sardina, anchoa, salmón y verduras dan otra dimensión mucho más sana.

Lo que lleve la *pizza* determina su nivel de saludable.

El queso aporta grasa saturada. La mozzarella, algo menos. La carne triturada tiene un alto contenido en colesterol y grasa saturada, lo cual eleva el colesterol en sangre.

Los consejos más elementales e importantes a la hora de seleccionar este tipo de comida pasarán por reducir la cobertura de carne procesada, con recambio a alimentos ricos en fibra (pimiento, calabacín, champiñón, berenjena, piña, coliflor). Si puedes, selecciona carnes más convenientes, como pollo, pavo, carnes magras sin tocino. Mejor si la *pizza* es más pequeña. No pidas el doble de queso ni de masa rellena, pues incrementa el componente graso. Las de menos calorías y más saludables suelen ser las básicas italianas con setas, margarita y marinara. La masa delgada de tipo romana puede llevar menos hidratos. Debes cuidar los aderezos en evitación de exceso de aportes de sal, azúcar y otras grasas.

Debes huir de las *pizzas* ultraprocesadas, por el consecuente aumento de colesterol total y LDL, otras mantecas y sal.

Aquellas con ingrediente de elevada y mejor calidad, masa fina, confeccionada con harina de trigo refinada, no integral, levadura, agua, sal, tomate fresco en salsa, ajo, albahaca y orégano pueden resultar nutricionalmente correctas.

Hazte tu propia pizza.

90. Estoy flaco y tengo mucho colesterol. ¿Por qué?

Siempre suelo afirmar que la grasa se acumula dentro y fuera del cuerpo. En nuestro edificio corporal puede estar fuera y dentro. Fuera significa que está en los «balcones» del cuerpo humano, como son los pechos, el vientre y las nalgas. Dentro está en las tuberías y entre las vísceras.

Una persona puede presentar sobrepeso u obesidad y tener unos niveles de colesterol normales y viceversa. O estar con un peso saludable, inclusive delgado, y tener niveles de colesterol alterados.

Suele suceder que sobrepeso y obesidad van vinculados a elevación de LDL.

Tiene su explicación.

Recuerdo un estudio que habló de la U invertida, que se refería a que las personas con un IMC (índice de masa corporal) desajustado incrementaban su LDL de forma importante. Para ello, se acudía a la fórmula siguiente: IMC = Peso (Kg) / Estatura al cuadrado (Mt). En los obesos el LDL había alcanzado el techo.

En sujetos con predisposición genética y la herencia como factores determinantes, puede darse que estén delgados y presenten niveles alterados de colesterol con tendencia a subir en sangre. Se les recomienda comer nueces.

91. ¿Cómo afecta la liposucción, la cavitación, lipoescultura y la abdominoplastia a mi colesterol?

La liposucción es un procedimiento mediante el cual se introduce una cánula en determinados puntos del cuerpo y succiona o aspira grasa. En función de la cantidad aspirada se elimina grasa subdérmica en mayor o menor cantidad. Se puede comprobar que bajan los triglicéridos en ayunas a los noventa días, si bien no disminuyen las cifras de colesterol.

La cavitación es una técnica que utiliza ultrasonidos que producen una licuación o «evaporación interna» de la grasa localizada. Sería como fundir la grasa rebelde con ultrasonidos especiales. Obviamente la «manteca derretida» no desaparece por arte de magia. Pasa al torrente sanguíneo y suben niveles de grasas en el mismo. Se debe ir con cuidado si los niveles de colesterol y triglicéridos están fuera de los rangos recomendables, dado que subirán. La cavitación se desaconseja si los parámetros están elevados.

La lipoescultura es una técnica quirúrgica que emplea instrumental más fino y preciso. En la ella se utiliza la grasa para modelar el contorno corporal. La liposucción resta grasa corporal y la lipoescultura moldea la figura, consiguiendo de esta manera un talle más armónico.

La abdominoplastia consiste en una operación quirúrgica, en la cual se elimina una porción de piel y la grasa abdominal que tiene debajo, en forma de huso. Luego se sutura la parte resultante a la porción de piel que hay en pelvis, para dejar la cicatriz escondida, y se reubica nuevamente el ombligo, que previamente debe ser mantenido en superficie y profundidad. Se puede reducir peso y volumen adiposo en el abdomen en gran cantidad. Se reduce peso y triglicéridos y más acentuado si previamente la cifra de los mismos era normal. Eso significa que la grasa superficial tiene importancia en la trasformación de los triglicéridos.

Recuerdo, como sugerencia o recomendación aparte, que la medida de la cintura es un factor de riesgo de enfermedad cardiovascular. La OMS establece el valor máximo saludable del perímetro abdominal en 88 centímetros en la mujer, mientras que en el hombre es de 102 centímetros. No obstante, no es un cometido esencial en este libro analizar esta advertencia, aunque sí es preciso hacer la oportuna apostilla para que sirva de referencia y se tenga en cuenta.

92. Mi tiroides no va bien. ¿Tiene relación con el colesterol?

La glándula tiroides está situada en la parte anterior del cuello, por delante de un hueso del mismo nombre. Es la «nuez» que tienen los hombres en el cuello. Tiene forma de pajarita o de mariposa. Cuando aumenta de tamaño decimos que una persona tiene bocio.

El bocio puede ser normo, hipo e hiperfuncionante.

El normo no afecta al colesterol. El hipo lo sube y el hiper lo disminuye.

Cuando el tiroides no funciona bien, se puede estar en hipotiroidismo o hipertiroidismo, poco o exceso en su trabajo.

El tiroides produce hormona tiroidea, denominada «tiroxina». Hablamos de hipertiroidismo cuando los niveles están altos. Cuando los niveles de tiroxina están bajos, tenemos hipotiroidismo.

Respecto del peso y de la grasa en sangre, cuando hay situación de exceso de hormona tiroidea, se queman más recursos energéticos del cuerpo, se produce descenso de peso y niveles más bajos de colesterol sanguíneo. Salvo que no se presenten otras enfermedades hepáticas o renales.

En situación de hipotiroidismo sucede lo contrario. El paciente gana más peso y le suben los niveles de colesterol.

Se debe valorar todo en conjunto en un paciente. Cómo funciona el hígado, riñón, tiroides. Si las cifras hepáticas y renales están bien, se ve cómo está la hormona tiroidea y se obra en consecuencia. En situación de hipertiroidismo, el médico frenará la glándula tiroidea, haciendo los estudios previos pertinentes. En hipotiroidismo el especialista añadirá con toda probabilidad más tiroxina en ayunas por día. Es preciso estudiar siempre cómo trabaja la glándula tiroidea antes de aplicar tratamientos específicos para reducir colesterol.

93. Estoy embarazada y me ha salido colesterol, ¿qué hago?

El colesterol es necesario como precursor de estrógenos, hormonas características de la mujer, y progestágenos, esenciales durante el embarazo, así como andrógenos, propias del varón.

Antes de la gestación, los niveles normales de colesterol total serán menor de 200 mg/dl, el LDL o malo será inferior a 100 mg/dl y lo ideal es que el bueno HDL supere 40 mg/dl.

Cuando una mujer se queda embarazada se produce una autentica tormenta de hormonas, de todo tipo, variable según el tiempo de gestación. El colesterol también se ve afectado.

Se debe conocer si existía un colesterol alto antes del ser gestante. Si llevabas tratamiento, el profesional realizará las modificaciones correspondientes de alimentación, medicación oportuna y seguimiento conveniente.

Si tomas estatinas, que son sustancias que frenan la producción hepática de colesterol, has de saber que están contraindicadas y, por tanto, si tu deseo es concebir, debes dejarlas 2 meses antes o cuando conozcas tu gestación.

Durante la gravidez es habitual que los niveles de colesterol suban a partir del primer trimestre. Si está excesivamente elevado puede dar complicaciones, como parto pretérmino, diabetes gestacional y otra situación llamada «preeclampsia», sube la tensión, se hinchan las piernas con amenaza de aborto, puede haber convulsiones y pérdida de conciencia. En definitiva, riesgo vital para ambos: la madre y el futuro neonato.

Mantenerlo controlado con dieta y fibra, reduciendo grasas malas y tomando las grasas saludables (frutos secos y aceite de oliva), junto con ejercicio apropiado a cada etapa del embarazo es lo más apropiado. Se aconseja basar la dieta en fruta y frutos secos, como nueces, avellanas, almendras. Vegetales crudos o hervidos. Proteínas a base de pescado, semilla de chía, aceite de linaza, semilla de lino, avena en galletas o copos.

Si el colesterol sube más de 300 mg/dl, cuidado, «que puede afectar a los vasos del feto».

En el segundo y tercer trimestre sube paulatinamente el nivel de colesterol. Se debe a la producción de progesterona por parte de la placenta.

Te recomiendo una dieta variada y equilibrada, aumenta el consumo de fibra y baja las grasas saturadas, consume proteínas saludables como el pescado, las nueces y el aceite de oliva, realiza ejercicio acorde a la etapa correspondiente a tu estado de embarazo.

94. Las frutas y verduras, ¿cómo van para el colesterol?

La ingestión de alimentos con alto contenido en fibra atrapará la grasa. Al comer fruta, alimentos integrales y vegetales disminuirás la absorción de grasa.

El reino vegetal te va a ser muy favorable. Te aporta minerales, antioxidantes, envejeces con más lentitud y previenes enfermedades arterioscleróticas

Si comes color verde, de verdura, será bueno. Las espinacas, ricas en fibra, son fundamentales. También los son los espárragos. Estos captan ácidos biliares, que llevan pegados colesterol y que son eliminados por heces. Impide la reabsorción y permite reducir colesterol sanguíneo.

La verdura de hoja verde oscura contiene ácido fólico. Fólico (vitamina B9) viene de folio, hoja. Este ácido reduce niveles de homocisteína. La homocisteína alta daña el interior de las arterias, produciendo coagulación excesiva y aumentando el riesgo de ataque cardiovascular.

Brócoli y su familia, como las coles, coliflor, coles de Bruselas, son buenos aliados para controlar cáncer y, sobre todo, colesterol.

La alcachofa, esmeralda de la dieta mediterránea, contiene un 9 % de fibra. Atrapa grasas y las elimina. Es más, actúa sobre el hígado y la vesícula. Protege al primero y controla la segunda vaciándola de bilis.

«Una manzana diaria mantiene lejos al médico», dice la expresión inglesa. En lo referente al colesterol se debe a su alto contenido en pectina, que es una fibra soluble que permite bajar colesterol malo.

Te recomiendo más frutas: uva, fresas y cítricos. Prepara un bol o macedonia mezclando estas frutas y te disminuirá el colesterol.

El aguacate con aceite oliva, por su ácido graso monoinsaturado en una tostada de pan integral es otra opción perfecta para las arterias.

Los kiwis, cerezas y las fresas también te las recomiendo.

Mención aparte merecen los frutos secos crudos que en distintas preguntas de este libro ya he comentado. Las sagradas nueces, las almendras crudas y avellanas son recomendación necesaria. Un puñadito diario. El impacto sobre los niveles de colesterol y longevidad es claro.

No te recomiendo las frutas deshidratadas, como las pasas, dátiles o higos secos, con alto contenido en azúcar que, en la maquinaria del metabolismo, o lo quemas, o lo acumularás como grasas en distintas partes del cuerpo.

95. ¿Todos los alimentos procesados llevan colesterol?

Primero, debemos definir qué es un alimento procesado.

Es más sencillo definir el NO procesado, que son alimentos naturales y frescos como verdura, fruta, carne, pescado y huevo. Un alimento natural sería hacer un zumo de naranja en casa. Cuando te lo tomas en tetrabrik ya es un procesado.

Lo mismo te puedo afirmar de una tortilla de patatas. En casa, no es un procesado. En el supermercado lo es, por toda su elaboración industrial. Usa huevos o huevina, aceite, sal, cebolla, patatas, aditivos, algún componente más, se esteriliza, se envuelve en plástico y se ofrece a la venta.

Si vas mezclando alimentos y usas procedimientos industriales y los vas elaborando ya van siendo procesados. Los procesados han pasado un grado de técnica industrial para que lleguen a nuestra mesa. Mejora la supervivencia del alimento en el tiempo y la seguridad. Se aplican técnicas con altas temperaturas para barrer bacterias. Se añaden aditivos que impiden el crecimiento de bacterias malas y hongos. Se envasa para evitar manipulación incorrecta. Ocasionalmente se pierden vitaminas, minerales, nutrientes. Se adicionan azúcares. Se pueden procesar mínima o excesivamente. Lógicamente hay procesados y ultraprocesados, que no se parecen en nada al original, lugar a donde no pretendo desviarme.

Como ves, los alimentos procesados requieren trasformación antes de su venta y consumo. Se pueden envasar, presentar como precocinados, enlatar, congelar, adicionar de colorantes, conservantes, antioxidantes, edulcorantes y estabilizantes. Muchos de ellos ocultan elevadas cantidades de sal, azúcares añadidos, grasas y aceites, y calorías vacías. Las calorías vacías son aquellas que proporcionan fundamentalmente energía, pero escaso valor nutricional. Por tanto, otro aspecto a valorar es el contenido del alimento procesado.

Procesado no es intrínsecamente malo, no significa que tenga colesterol.

Debes conocer que, si el alimento procesado muestra sustancias grasas de procedencia animal en su composición, cuando los comas estarás ingiriendo colesterol.

Te presento un procesado saludable como ejemplo, el pan integral, que lleva harina integral, agua, sal, levadura. El pan blanco sería procesado no saludable, pues se va a transformar rápidamente en glucosa en sangre. Lo refinado está procesado.

La fruta elaborada es procesada, y en almíbar, más.

Evita, en la medida que te sea posible, comer alimentos de alto nivel de procesamiento, como embutidos, jamón, pavo o pollo cocido, fritos industriales, bollería prefabricada, las palomitas de maíz bañadas en mantequilla o aceites de baja calidad, las papas fritas de bolsa que puedan llevar aceites de dudosa calidad y grasas trans, pastelería. Ojo con hamburguesas del súper, *nuggets*, platos preparados con varias carnes.

Los quesos frescos son saludables. Huye de los fundidos y azucarados rallados de untar.

¿Qué decir de los pescados? Saludables tenemos cortados, envasados y congelados. Como pescados procesados no recomendables tenemos surimis y rebozados. Se toleran las conservas cuasi naturales de escasa elaboración.

¿Existen frutos secos procesados no saludables?

Claramente, los fritos, salados, dulces y en cremas.

Si un fruto seco se calienta por encima de 40 ºC se desnaturalizan parcialmente sus proteínas y vitaminas, sin variar su aporte de calorías. Por esta razón, y si es posible, debes comerlos crudos.

¿Existen aceites procesados?

Sí. Para obtener aceite se requiere procesamiento.

Brevemente te comento cómo es el procedimiento.

Se moltura la oliva, tras ser lavada. Se transforma en una pasta. Se amasa sin sobrepasar determinada temperatura, que normalmente no supera 40 ºC. Por eso se afirma que el mejor aceite es el prensado en frío. Posteriormente se exprime para obtener el jugo o zumo de la aceituna, que es el aceite. El mejor aceite es AOVE (aceite oliva virgen extra). Los no saludables son los refinados. Debemos «evitar el aceite de coco crudo».

Los postres de heladería, salvo los confeccionados con hielo, suelen tener en su composición, además de azúcares, grasas diferentes, inclusive saturadas. Evítalos.

Alguien entendido dijo que debemos comer alimentos naturales, reales, cuya procedencia fuera lo más cercana al suelo, de animales con pocas patas, mejor dos que cuatro, y afirmaba, metafóricamente, no comprar «tu combustible», en clara alusión a tu comida, cuando tengas que poner gasolina en el depósito de tu coche. Siempre estará procesada.

96. ¿Qué nivel de colesterol se debe tener según la edad? (diferencias y consejos).

Los niveles de colesterol total en adultos son normales cuando la cifra es de 200 mg/dl o menor. Si está entre 200 y 240 mg/dl, claramente, se considera alta.

La cifra de colesterol malo LDL debe ser igual o menor de 100 mg/dl para un adulto normal.

Si el sujeto tiene una patología asociada que conlleve riesgo vascular, como diabetes, hipertensión, así como haber tenido otras afecciones previas, como infartos, ictus, alguna angioplastia en la que se hubiera necesitado la colocación del algún estent o bien una insuficiencia renal que, por sí misma, también es un factor de riesgo para el desarrollo de alguna patología cardiovascular debería restarse al valor normal del LDL 10 puntos o más, según la suma de las enfermedades relacionadas, para lograr la cifra conveniente en aras de minimizar los peligros que pudieran surgir.

La última guía europea es más estricta que la anterior. Las guías del 2023 indicadas por la European Society of Cardiology (ESC) y European Atherosclerosis Society (EAS) recomiendan en diabetes los siguientes objetivos de tratamiento: 55 mg/dl LDL en Riesgo cardio-vascular muy alto, 70/mg/dl LDL si el riesgo cardiovascular es moderado y 100 mg/dl LDL si es moderado.

Si asocia hipertensión, su *target* es inferior. Y así sucesivamente. Cuanto más baja sea el LDL, mejor. Más limpias las tuberías.

Existe evidencia científica entre la relación entre nivel de LDL y muerte. A más LDL, más muertes, y a menos LDL, disminuyen los fallecimientos. Es la regresión de la recta que dicen los estadísticos.

Los niveles de colesterol tienden a subir con los años. No vayas a seguir sumándolo.

Los niños no suelen tener niveles de colesterol alto, salvo excepciones. Deben ser monitoreados 2 veces antes de los 18 años. Salvo que una detección casual o patología familiar indique controles más habituales y frecuentes.

Se acepta que un niño tenga colesterol total de 170 mg/dl, por encima de 200 mg/dl es demasiado alto. El rango de LDL debe ser más bajo que el de un adulto.

Cuanto más bajo su nivel de colesterol malo, mejor.

97. Siesta y colesterol, ¿qué hacemos?

La pereza y la procrastinación son los deportes de alguna nación. En nuestra nación española, una cabezadita es deporte cuasi nacional. Ahora bien, el país de la siesta es Japón. Los trabajadores tras la siesta son más productivos.

Una siesta larga no es buena para la salud. Llamamos larga a más de 90 minutos. Sucede lo mismo con dormir muchas horas. Está relacionado con mayor riesgo cerebro vascular.

Una siesta de más de una hora produce tendencia a diabetes tipo 2 y no son especialmente buenas para el corazón. Producen el llamado «síndrome metabólico», que se caracteriza por tensión alta, colesterol alto, azúcar en sangre alta y grasa abdominal.

La siesta es perfecta si dura menos de 30 minutos.

Dormir, dieta, deporte, las tres «des», o bien otras actividades físicas, como pudieran ser hacer la cama, fregar el suelo, pintar paredes, caminar u otras tareas o funciones que requieran esfuerzos en movimiento por nimios que fueran, son componentes fundamentales del estilo debida saludable.

Como componente aislado no tiene valor, sino en conjunto.

Las siestas ocasionales, una o dos veces semanales, se asocian a una reducción de casi el 50 % de riego de ictus, infarto e insuficiencia cardíaca.

En cuanto a la siesta se dan las siguientes observaciones:

¿Dónde?: En ambiente relajado, temperatura adecuada, poca luz y reincorporado, evitando reflujo digestivo.

¿Cuándo realizarla?: En la franja horaria del mediodía. Sin sobrepasar las tres de la tarde y que no solape con horas de sueño nocturno.

¿Cuánto tiempo?: Ni menos de 10 minutos, ni mucho más de 30.

98. Doctor, tengo cáncer. ¿Qué hago con mi colesterol?

Si tienes colesterol elevado y cáncer, te encuentras con dos importantes problemas de salud que tratar.

El colesterol alto de larga evolución se asocia con cáncer de mama y se vincula con peores resultados en los cánceres ginecológicos.

Parece ser que el colesterol reviste a las células cancerosas de una situación de inmunidad a la muerte cuando migran para dar metástasis. El colesterol aviva el cáncer. El colesterol malo potencia la propagación e invasión. El colesterol es la gasolina favorecedora de las metástasis. Es más, las células en su parte externa tienen un celofán o velcro que les permite adherirse a otros tejidos. Se llama «integrina» y resulta interesante conocer este dato, aunque aún estamos en pañales. El LDL malo estimula la invasión cancerosa mientras que el HDL la reduce.

En otro tipo de cánceres, como el pancreático, el LDL contribuye a que crezcan las células tumorales.

99. ¿Qué relación tienen las vitaminas y el colesterol?

Existen dos tipos de vitaminas.

Las hidrosolubles, que se disuelven en agua. Entre ellas tenemos la vitamina C, el complejo de vitaminas B, como, por ejemplo, la vitamina B6, la B12, la niacina o B3, la riboflavina y el ácido fólico.

Las vitaminas liposolubles, que se disuelven en grasa; de no ser así, no se pueden absorber y son las siguientes: A, D, E, K.

Debes conocer la relación entre la vitamina D y su dependencia entre niveles de colesterol malo y azufre. La vitamina D es conocida como la vitamina del sol y de los huesos, aunque también es multifunción en otros órganos. Para que la vitamina D liposoluble viaje por el torrente sanguíneo se une al LDL. El 80 % de vitamina D se consigue por acción de los rayos ultravioletas solares y el resto es de procedencia de la alimentación o aporte extra.

La suplementación de vitamina D con ejercicio físico produce descenso de LDL. Son una buena combinación. Y la falta de ambas aumenta el colesterol.

La niacina, también conocida como vitamina B3, aumenta el colesterol HDL o bueno y baja otra grasa llamada triglicéridos. El colesterol HDL limpia las tuberías. La niacina se obtiene de modo eficiente en la comida habitual. Como suplemento se puede adquirir comercialmente. Sirva de advertencia que puede causar efectos secundarios graves a dosis altas.

En determinados casos en los que hay niveles de homocisteína, colesterol y triglicéridos altos está indicado tomar suplementos de vitamina B12, B6 y ácido fólico. La homocisteína es un aminoácido. Si está elevada puede dañar el interior de los vasos y producir coágulos.

100. Legumbres y colesterol, ¿cómo procedemos? ¿Qué nos dice Harvard?

Las legumbres son semillas separadas de sus vainas y se componen en 25 % de proteínas y 75 % de legumina, que es una albumina vegetal. Las legumbres son muy ricas en fibra y pectina. Legumbres de uso común son alubias y garbanzos y principalmente tenemos judías blancas y rojas, habas, guisantes, lentejas, garbanzos y soja. Sirvan estas como ejemplo, aunque las lista, obviamente, es mucho más extensa. La legumbre de elección es la soja, la que más baja el colesterol. Las lentejas bajan el LDL y suben el HDL.

Las leguminosas tienen poco de un aminoácido llamado «metionina», y son ricas en otro llamado «lisina». También contienen calcio, hierro, magnesio, tiamina e hidratos de carbono.

Fueron consideradas, desde siempre, un alimento habitual de la gente pobre.

El mecanismo de acción consiste en que la fibra hace a modo de gel que ralentiza la absorción de nutrientes en el intestino delgado y pega moléculas de colesterol, que se eliminarán por las heces. En mi opinión, la ingesta de legumbres debe ser, como suelo decir en clínica, a lo pobre, sin tropezones de tocino, chorizo y demás grasas. Es el alimento perfecto, pues aporta proteínas de alto nivel biológico sin aportar colesterol y, encima, lo reduce.

Existe evidencia científica en el sentido de que la ingesta alimenticia sencilla, reiterada y combinada de legumbres, dio como resultado una disminución media de 8 puntos de colesterol LDL.

Se recomienda que las legumbres se coman al menos tres días por semana.

101. ¿Qué vas a hacer tú para modificar tu colesterol?

El asesino silencioso de nuestra civilización occidental es el conjunto de enfermedades cardiovasculares y principalmente el colesterol elevado sin control. Daña y mata.

No se sabe lo que se tiene hasta que se pierde, sobre todo en salud. Recuerda que este es nuestro mayor tesoro.

La mayoría de las personas se pasan el tiempo adquiriendo todo tipo de riquezas materiales. Cuando pierdes la salud te deshaces de ellas para conseguirla.

A lo largo de estas preguntas te has adentrado en el mundo del conocimiento acerca del colesterol. Cada pregunta contestada te ha aportado una solución. No basta con saber. Dicen que el conocimiento es poder, realmente el poder es actuar.

Mis tres últimos consejos, si tienes el colesterol fuera de rango son las tres «aes».

A dieta: reduce el consumo de grasas saturadas.

Activo: realiza ejercicio todos los días, con regularidad, 30 minutos, según te permita tu estado actual.

Ajusta tu peso: si tienes sobrepeso u obesidad hazte cargo de ti mismo y piérdelo gradualmente.

Como colofón debo decirte que tu vida es un camino emocionante, desafiante, exigente y gratificante. Hasta aquí estos consejos para ayudarte. Síguelos y tómate el tiempo necesario para hacerlo muy bien.

Conclusión

Ten por seguro que lo primero que cambiará tu vida, tu dinero, tu relación con el mundo, tu salud y posiblemente lo único es que debes subir tus estándares.

Puede resultarte básico, pero es la verdad.

Lo único que cambia tu vida a largo plazo se da cuando subimos nuestros estándares. Esto significa que tú y solo tú, en la vida, tienes las cosas que quieres y que no obtienes siempre lo que deseas. Cuando no toleras algo es cuando tu vida cambia.

Tu diferencia con otros de tu alrededor son tus estándares, así de claro. Todos tenemos una lista de lo que creemos que deberíamos hacer. Deberíamos perder peso, deberíamos hacer ejercicio o entrenar, deberíamos mejorar resultados de colesterol, deberíamos leer, deberíamos estar más tiempo con la familia o nuestros hijos, deberíamos trabajar más duro, deberíamos hacer más llamadas telefónicas, deberíamos, deberíamos y deberíamos...

¿Y luego qué? La gente no hace los deberes, «sus deberíamos». Se enojan consigo mismos e interiormente se sienten derrotados.

El secreto es como sigue. Modifica el «debería». Transfórmalo en un «tiene que suceder, sin vuelta atrás». Así, y solo así, se produce el cambio.

No esperes más para hacer lo que debes hacer. El tiempo es ahora, el momento perfecto para empezar. Toma acción, haz todo lo necesario para alcanzar tus metas y no dejes que el abandono, miedo o la indecisión te detengan. Cada paso que das te acerca un poco más a tus sueños... sueños, esa salud que tanto anhelas conseguir. Así que... ¡adelante!, toma acción y conseguirás lo que te propongas.

Agradecimientos

Quiero expresar mi más sincero agradecimiento y total reconocimiento a todas las personas que han contribuido a la realización de este libro. Sin su apoyo, dedicación y valiosas aportaciones, este proyecto no habría sido posible. A continuación, menciono a quienes merecen un significado especial:

1. **Mi familia**: a mi esposa e hijos, por su amor incondicional y constante apoyo durante todo el proceso de escritura. Gracias por creer en mí.

2. **A mis amigos y colegas**: a aquellos que me animaron, brindaron palabras de aliento y compartieron sus ideas. Su amistad y confianza significan mucho para mí, especialmente quiero resaltar a Félix Cañete, por su dedicación; a Amparo Rojas y Francisco Mestre, por su luz y a Juan Manuel Martínez Zaragoza que prestó dedicación inconmensurable, por su contribución especialmente relevante y trabajo incansable para dar forma a este libro. Su experiencia y habilidades han sido fundamentales. No encuentro palabras suficientes para expresar mi gratitud pues vuestro apoyo y compromiso han sido fuerza impulsora detrás de este libro. Cada línea, cada idea lleva una pedacito de vuestra esencia.

3. **A editores y profesionales**: agradezco a los editores, correctores y diseñadores que trabajaron minuciosamente y con denuedo en la realización de este libro. Cada corrección, cada diseño ha sido un regalo invaluable.

4. **Colaboradores y asesores** que me proporcionaron información valiosa, investigaron temas específicos y compartieron sus conocimientos. Vuestras contribuciones y vuestra voces enriquecen cada página, formando un coro de creatividad.

5. **Maestros, profesores y mentores:** cimientos sobre los que construí mi camino, aquellos que me inspiraron y guiaron a lo largo de mi carrera profesional. Vuestras enseñanzas siguen resonando en cada palabra escrita y mi labor cotidiana.

Este libro es el resultado de un esfuerzo colectivo, y estoy profundamente agradecido por la colaboración de todos los mencionados y aquellos que, involuntariamente, dejados en olvido, influyeron en su creación.

Desde lo más profundo de mi corazón, ¡¡muchas gracias!!

Amplía conocimientos con esta bibliografía

Referencias de bibliografía

Cien años de historia del colesterol (nutri-facts.org). Akira Endo (bioquímico) - Wikipedia, la enciclopedia libre.

Endo, Akira; Kurda M.; ↑ Tsujita Y.(1976). "ML-236A, ML-236B y ML-236C, nuevos inhibidores de la colesterogénesis producidos por Penicillium citrinium". Revista de Antibióticos. 29 (12):134.doi:10.7164/antibióticos.29.1346. PMID 1010803.

Efectos terapéuticos de ML-236B en la hipercolesterolemia primaria - Arterosclerosis (atherosclerosis-journal.com).

Cómo un científico intrigado por los mohos encontró la primera estatina - WSJ.

Historia de las estatinas (news-medical.net).

Ray Pete en ruso: colesterol, longevidad, inteligencia y salud (ray-peat-ru. blogspot.com). www.RayPeat.com

Colesterol y arterosclerosis. Consideraciones históricas y tratamiento. Cholesterol and atherosclerosis. Historical considerations and Treatment. Arturo Záratea,, Leticia Manuel-Apolinara, Lourdes Basurtoa, Elsa De la Chesnayeb, Iván Saldívara a Unidad de Investigación de Endocrinología, Diabetes y Metabolismo, Centro Médico Nacional, Instituto Mexicano del Seguro Social, México DF, México. b Unidad de Investigación en Enfermedades Metabólicas, Centro Médico Nacional, Instituto Mexicano del Seguro Social, México DF, México.

Akira Endo descubre el hongo que inhibe la síntesis colesterol. Premio Lasker 2008. www.medigraphic.com/pdfs/actmed/am-2009/am093g.pdf

Colesterol y arteriosclerosis. elservier.es

Premios nobeles sobre el colesterol. https://es.wikipedia.org/

escardio.org European Society of Cardiology.

Rudolf Virchow. www.historiadelamedicina.org

Teoría lipídica de la arteriosclerosis. www.sciencedirect.com

Hipercolesterolemia familiar. www.mayoclinic.org/es www.cdc.gov

Hipercolesterolemia familiar. https://www.colesterolfamiliar.org/ hipercolesterolemia.

Estudio 7 países. Ancel Keys. cdhistory.org www.revespcardiol.org/es-ancel-keys-

Evidencia genética LDL y arteriosclerosis. Colesterol LDL y **arterios**clerosis: la evidencia. Clin Investig Arteriosclerosis. 2021 mayo;33 Suppl 1:25-32. pubmed.ncbi.nlm.nih.gov/33966809

Protegen los genes o las medicinas. https://medlineplus.gov/spanish/druginfo/

Cuanto baja mi riesgo si bajo mi colesterol LDL. Cholesterol Treatment Trialists Collaboration (CTTC).

Una visión genética de la hipercolesterolemia familiar. Diana Matías Pérez *et als*. Nutrición Hospitalaria, 2015.

Trastornos del metabolismo lipídico:medicineonline.es/es-trastornos-del-metabolismo-lipidico-articulo-S0304541216301652

Colesterolfamiliar.org

Open Heart. Café y colesterol. openheart.bmj.com/content/openhrt/9/1/ e001946.full.pdf

Nueces y colesterol. ESTUDIO PREDIMED. Revista *CIRCULATION*. Efectos del consumo de nueces durante 2 años en subclases de lipoproteínas entre ancianos sanos Circulación (ahajournals.org).

Porcentaje de población con colesterol. FEC. Fundación Española del Corazón.

Té y colesterol. Web Campus Docent Sant Joan de Deu.

Bajar el colesterol con dieta. Medlineplus.gov

Niveles saludables de colesterol. Medlineplus.gov

Colesterol importancia. Medlineplus.gov

Riesgo de infarto. Fundación Española del corazón.

Bebidas azucaradas y colesterol. Journal of American Heart Association.

La paradoja francesa. Samuel Black. Galenus Revista. Paul Bocuse. Ancel Keys. Margarina. Quimicafacil.net

F. Marchand y arteriosclerosis. Wikipedia.

Windaus y colesterol. Scielo.org.mx.article

Nikolai N. Anichkov y su teoría de la arterosclerosis. www.researchgate.net/publication/6585470

Cornelis de Langen y la Isla de Java. Dieta mediterránea - Eco Delta Fishing.

Ancel Keys. http://es.unescomeddiet.com/formazione/

Consenso hipótesis de lípidos. Sociedad Española de Arteriosclerosis SEA EAS Sociedad Europea de Arteriosclerosis (eas-society.org).

Pattel y la mantequilla. Prohibir las grasas saturadas. Grasas saturadas. Grasas trans. Fibra. www.webmd.com

Grasas buenas, gasas malas. www.ucsf.edu

Triglicéridos. Colesterol en niños. www.webmd.com www.medlineplus.gov

Avena. www.mayoclinic.org

Aceite de oliva. Fundación hipercolesterolemia familiar. www.colesterolfamiliar.org

Colesterol y cerebro. Frontiers in neurology. www.frontiersin.org/journals/neurology

Cambio estilo de vida. www.mayoclinic.org

Frutos secos y colesterol. https://fundaciondelcorazon.com/ https://nutritionfacts.org/es/ www.Pubmed.gov

PREDIMED   https://secardiologia.es/blog/4615-beneficios-dieta-mediterranea-estudio-predimed

Absorción colesterol intestinal. Petra Sanz https://fundaciondelcorazon.com/

Sexo y colesterol. Sexóloga Alessandra Rampolla.

Colesterol y longevidad. https://consumer.healthday.com/

Café y colesterol. Open Heart. https://openheart.bmj.com/ www.aarp.org. Estudio Trompso.

Menopausia y colesterol. https://openheart.bmj.com/

Bacterias intestinales y colesterol. Nature microbiology. www.nature.com Regulación microbiana de la homeostasis del colesterol. Holadoctor.com

Cuanto más verde, más vida larga. Dr. Greger. https://nutritionfacts.org/es/

William C. Roberts y colesterol. https://nutritionfacts.org/es/

Ayuno de Daniel. Una práctica milenaria. www.ayunointermitente.net

Ayuno intermitente y colesterol. www.ayunointermitente.net . Libro *Comer para no engordar"*

Deporte, Salud y colesterol. www.riojasalud.es/servicios/medicina-interna/articulos www.colesterolfamiliar.org

Descanso y colesterol. Vilma Aho, Universidad de Helsinki en Finlandia. https://noticiasdelaciencia.com/

Comer bien. Walter Willet. Comer bien, según Harvard. Sistema alimentario sostenible.

Desayuno y colesterol. https://fundaciondelcorazon.com/

Beicon, panceta, colesterol. https://blog.natruly.com/

Ácidos grasos, esteárico y salud. https://www.elsevier.es/es-revista-revista-espanola-nutricion-humana-dietetica

La levadura roja de arroz. www.mayoclinic.org Sociedad europea cardiología www.escardio.org

Estadísticas muerte y colesterol. Centro de investigación biomédica en la red. www.cibercv.es

Aceite de palma. Aceite de coco. Dr. Michael Mosley. https://nutritionfacts.org/es/ www.colesterolfamiliar.org

Marisco y colesterol. boticariagarcia.com

Esteroles vegetales y colesterol. https://scielo.isciii.es/

Nueva Guia ACC terapia sin estatinas. https://espanol.medscape.com/ https://www.siacardio.com/

Ejercicio físico, paella y colesterol. www.colesterolfamiliar.org

Veganos y colesterol. https://scielo.isciii.es/

Absorción colesterol. https://www.elsevier.es/ https://scielo.isciii.es/

Fabricación colesterol. fbbva_libroCorazon_cap13.pdf

Cálculos biliares. https://www.niddk.nih.gov/

Libros útiles

1. *Colesterol. Como controlar el nivel de LDL en nuestro organismo.* Mason W Freeman. Cristine Junge. Harvard Medical School. Guía de la Facultad de Medicina de la Universidad de Harvard. Ed. Paidós.

2. *Comer para no morir.* Michael Greger&Gene Stone. Ed. Paidós.

3. *Plan Diógenes para el control de peso. La dieta personalizada inteligente.* J. Alfredo Martínez Hernández, Christian Bitz. Arne Astrup. Ed. Everest.

4. *Saber de aceite.* Carlos Herrera. Ed. Styria.

5. *La brújula de la alimentación.* Bas Kast. Ed. Grijalbo.

6. *Comer sin miedo.* J.M. Mulet. Ed. Destino.

7. *Si te gusta comer aprende a adelgazar.* Dr. Nicolás Romero. Ed. Planeta.

8. *La Cocina Mediterránea. El aceite de Oliva. Recetas.* Dr. Maher A. Abbas. Marilyn J. Spiegel. Ed. Diana.

9. *Dieta moderna para las enfermedades cardiovasculares e hipertensión.* Rose Marie Franke. Prof. Dr. Med. Günter Schlierf. Ed Everest.

10. *Bon profit. Aliments que prevenen i curen.* Dr. Jordi D. Pamplona Roger. Ed. Safeliz.

Sobre el autor

José Vicente Mestre Morales

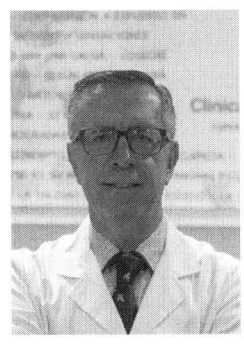 José Vicente Mestre Morales es un reconocido profesional médico nacido en Quart de Poblet (Valencia, España) en 1954. Comienza su trayectoria académica estudiando bachiller de letras en la escuela secundaria antes de pasar al campo de la ciencia, que sintió que era su verdadera vocación. Después de completar su licenciatura en la Facultad de Medicina de Valencia, realizando cursos de doctorado, desarrolló su trabajo en Servasa y como médico civil en el ámbito militar. En reconocimiento a su labor le fue otorgada una medalla al mérito militar con distintivo blanco. Además de su trabajo clínico, realizó ponencias en congresos, cursó Diplomatura en Investigación Operativa y asistió al programa de Máster en Gestión Hospitalaria y Áreas de Salud en la Universidad Politécnica de Valencia. Con más de 40 años de experiencia, tiene un talento único para hacer sencillo lo científico, para impartir información compleja de una forma fácilmente digerible y mejorar la salud de su entorno. Actualmente se le puede encontrar trabajando y escribiendo. Disfruta de la lectura, del mar, de la música, de su familia y de la dieta mediterránea. El Dr. Mestre sigue siendo un miembro activo y respetado de la comunidad médica.